疲れやすい、痩せにくいは呼吸が原因だった

池袋大谷クリニック院長
大谷義夫

二見書房

いきなりですが
あなたの呼吸をチェックしてみましょう

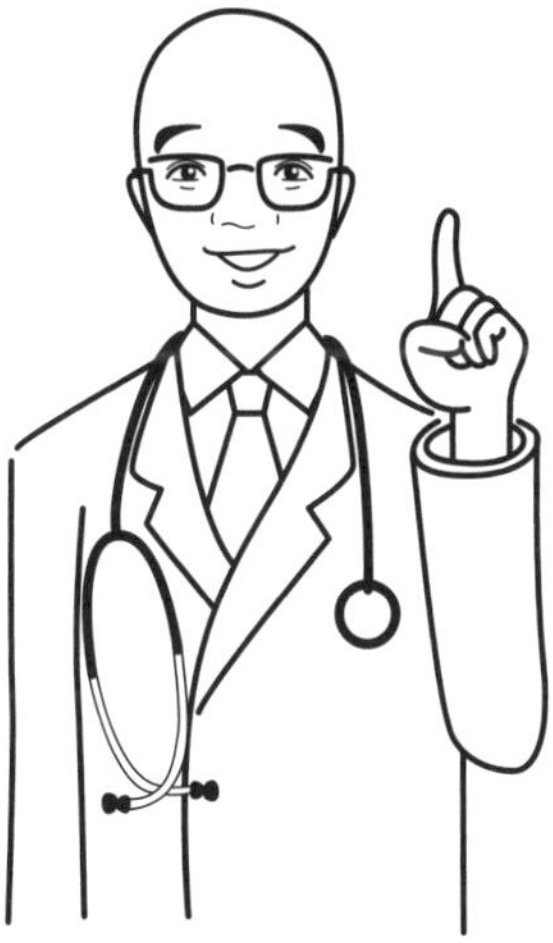

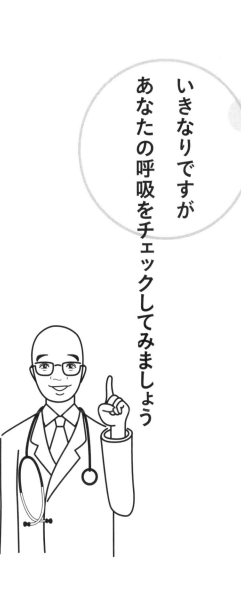

次の①～⑦のうち、あなたはどれにあてはまりますか？

（複数回答でもかまいません）

①スマホ操作や仕事、家事などで猫背になることが多い

②最近、疲れやすく、疲れがとれにくくなった

③階段よりエレベーターやエスカレーターを使ってしまう

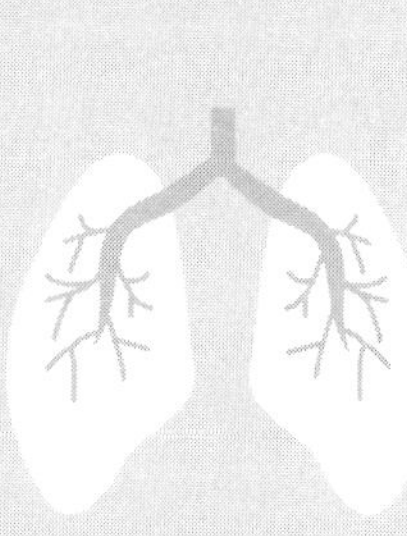

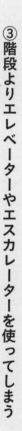

④ダイエットをしても昔より痩せにくくなった

⑤のどが渇くようになった／口臭が気になるようになった

⑥以前より声が小さくなった／会話中、聞き返されるようになった

⑦タバコを吸っている

①にあてはまったあなたは、

浅い呼吸になっている恐れがあります。

猫背や前かがみの姿勢は肺を圧迫し、
息を、深く吐いたり、吸ったりできなくなってしまうからです。

②③④にあてはまったあなたは、

うまく酸素を取り込めていないせいで代謝が悪くなっている恐れがあります。

酸素が足りないとエネルギー源のブドウ糖の分解がしづらくなり元気がでなくなってしまいます。

酸素が足りないと、脂肪もうまく燃焼できなくなるので、太りやすくなってしまうのです。

⑤にあてはまったあなたは、

口呼吸になっている恐れがあります。

口で呼吸をすると、外気がダイレクトに体に入り、乾燥してのどが渇いたり、唾液の分泌が悪くなって口臭がするようになったりします。

⑥にあてはまったあなたは、

肺機能が低下している恐れがあります。

肺機能が低下すると、息を吐く力が弱くなります。声は、息を吐いて声帯を震わせることででるので、息を吐く力が弱いと声がでにくくなるのです。

⑦にあてはまったあなたは、

同い年の非喫煙者とくらべて肺機能が低いと考えて間違いありません。

肺機能は20代をピークにゆるやかに低下していきますが、喫煙者の場合は急激に低下するからです。

普段、無意識にしている呼吸ですが、生きている限り、ずっと続けていくものです。
そして、呼吸は、思ったよりも大きく体全体に影響を与えています。
ずっとしている呼吸だからこそ〝いい呼吸〟ができるか、が重要なんです。

では、〝いい呼吸〟とは、どんな呼吸でしょう？

それをこの本で説明していきたいと思います。
呼吸を整えれば、健康にも長生きにも役立ちます！

目次

疲れやすい、痩せにくいは
呼吸が原因だった

第1章 知らないうちに呼吸が浅くなっていませんか？

第2章 そもそも呼吸ってなんだろう？

第3章 呼吸法を身につけて若返る！

第4章 シチュエーション別に呼吸法を活用！

第5章 呼吸筋を鍛えれば肺年齢が若返る！

第6章 呼吸や肺に関するQ&A

第1章

知らないうちに呼吸が浅くなっていませんか?

＊健康に長生きするために「肺活」が重要です

突然ですが、クイズです。

Q 日本人の死因の1位は「がん」、2位は「心疾患」ですが、3位は何でしょうか？

A　脳血管疾患
B　肺炎
C　老衰

かつては日本人の三大疾患というと「がん」「心筋梗塞（心疾患）」「脳梗塞（脳血管疾患）」でした。ところが最近は、肺炎が急激に増えています。答えはBの「肺炎」です。

そしてこの、がん、心疾患、肺炎が全死因のほぼ半数を占め、がんのなかでいちばん多いのが肺がんです。

厚労省から発表されている日本人の死因順位の10位までを性別に見てみましょう（統計表は次のページ）。この割合からもわかるとおり、がん（肺がん）と肺炎は男女関係なく死因の上位に入っています。

さらに、男性の8位には慢性閉塞性肺疾患（ＣＯＰＤ）も入ってきます。ＣＯＰＤという病名を知らない人も多いと思いますが、以前は「慢性気管支炎」「慢性肺気腫」と呼ばれていた病気です。

２０１７年にＷＨＯ（世界保健機構）から発表された世界の死亡原因（２０１５年）を見ても、1位「心疾患」、2位「脳血管疾患」、3位「下気道感染症」、4位「慢性閉塞性肺疾患」、5位「気管、気管支、肺がん」となっています。ここでも、3位から5位までが呼吸器の疾患です。

また、「肺の病気」というと結核も思い浮かぶのではないでしょうか？

死因の上位には入らなくなりましたが、かつては結核も死因トップ10の常連でした。しかし、世の中の栄養状態がよくなったことや、予防や治療がゆきとどくようになったので、徐々に減ってきています。

とはいっても、まったくなくなったわけではなく、現在でも日本の死因の25位あたりに留まっていて、毎年2万人が発症し、およそ2千人が亡くなっています。

最近は、結核は高齢者が発症するケース

●性別にみた死因順位

	総数	男性	女性
1位	悪性新生物（がん）	悪性新生物（がん）	悪性新生物（がん）
2位	心疾患	心疾患	心疾患
3位	肺炎	肺炎	老衰
4位	脳血管疾患	脳血管疾患	脳血管疾患
5位	老衰	老衰	肺炎
6位	不慮の事故	不慮の事故	不慮の事故
7位	腎不全	自殺	腎不全
8位	自殺	慢性閉塞性肺疾患（COPD）	大動脈瘤及び解離
9位	大動脈瘤及び解離	腎不全	血管性等の認知症
10位	肝疾患	肝疾患	アルツハイマー病

「平成28年（2016）人口動態統計（確定数）」から

が多くなっています。それは、結核が蔓延していた昭和20年代ころに体に入った結核菌を持っているからです。

若いころは、体のなかに入った結核菌を自分の肺のなかのマクロファージ（免疫細胞）などによって抑え込むことができてしまいます。ところが、高齢になると免疫が落ちるので、結核菌を抑えきれなくなって発症してしまうのです。

結核菌は、全世界の人口の約3割の人が持っているといわれていて、アジア・アフリカ地域ではさらに高い数字になります。世界の三大感染症は、ＨＩＶ、マラリア、結核です。日本でもまだ過去の病気というわけではないので、油断はできません。

＊大人も喘息に注意！「セキ喘息」も見逃さないで

結核と同様に、高齢になるにつれて死因に占める割合が高くなるのが喘息《ぜんそく》です。「喘息で死ぬことはない」と思うかもしれませんが、そんなことはないんです。

日本では90年代から吸入ステロイド薬が普及し、その効果もあって喘息による死亡者数は年々減少しています。それでも、近年でも年間約1500人が亡くなっています。


喘息は、おもにアレルギーが原因で気管支に炎症が起こり、気管支の壁が厚くなって空気の通り道が細くなることで、息が「ゼーゼー」「ヒューヒュー」と音がしたり、セキがでたり、呼吸がしづらくなったりする疾患です。

喘息というと小児喘息が思い浮かぶかもしれませんが、小児のときに発症した喘息が大人になっても続いている人は3分の1で、いったん軽くなったのに成人になって再発する人が3分の1、治癒する人が3分の1という割合です。

一方で、大人の喘息のうち、大人になってから初めて発症する人が約7割を占めます。大人発症の喘息は、50歳前後をピークにして、20歳代〜80歳代まで、どの年代でも発症するので要注意です。


最近は、セキだけが症状の「セキ喘息」も増えています。

セキ喘息は、気管支喘息の一歩手前の状態で、放置すると、3割の人は典型的な気管支喘息に移行してしまいます。「ゼーゼー」「ヒューヒュー」といった音や呼吸困難がないのでカゼと間違えられやすく、なかなか「セキ喘息」と診断されないこともあるので注意が必要です。

2週間以上セキが続くときは、「カゼではないかも」と疑ってみたほうがいいかもしれません。

気管支喘息というと「アレルギーによるもの」というイメージがあるかもしれませんが、アレルギーだけでなく、カゼなどのウイルス感染がきっかけで発症・悪化することも多いのです。

ハウスダストやダニを含んだホコリのほか、春はスギやヒノキ、初夏はカモガヤなどのイネ科の植物、秋はヨモギやブタクサなどの花粉のアレルゲンによる花粉症がきっかけで発症したり、悪化したりします。

また、ストレスや疲労でも発症・悪化します。じつは誰にでも起こりうる病気なのです。

日本では、アレルギー疾患の増加に伴って喘息の人も増えています。

日本の喘息の有症率は、1960年代は小児・成人ともに1%程度だったのですが、2000年代はじめまでに、小児で10%以上、成人で6~10%まで急速に増えました。

最近では、成人喘息は10%の有症率と推定されています。さらにセキ喘息まで含めると、有症率は10%をはるかに超えるといわれています。


周囲を見わたしてみると、カゼのあと、セキが長引いている人がたくさんいるのではないでしょうか?

吸入ステロイドをはじめとする薬の改善と普及などによって、世界的にみても、喘息での死亡者数は減っています。一方で、前述のように罹患《りかん》率は増加傾向になっています。死亡者数が減っているとはいっても、困っている、悩んでいる患者さんは急増していて、軽視できない病気なのです。

＊その「息苦しさは姿勢が原因かもしれません

最近は、病気ではないのに「呼吸が苦しい」という患者さんが、急増しています。

私のクリニックに、「1～2年前から呼吸が苦しい感じがして、深く息が吸えないんです。苦しくなって、あわてて深呼吸することもあります」といって27歳の男性Sさんが来院されました。

Sさんは、タバコは吸わず、アルコールもつきあい程度。1年前からペットとしてウサギを飼っているとのことでした。

さっそく、レントゲンや心電図、血液検査などをしてみましたが異常はありませんでした。アレルギー検査もしましたが、ハウスダストやダニ、ウサギなどのアレルギー所見もありません。気道の異常も、肺の疾患もありませんでした。

ところが、肺機能検査をしてみると、なんと「肺年齢53歳」だったのです。実年齢は

27歳なのに、肺の機能は53歳の人と同じ程度しかないということです。

Sさんに話を聞いてみると、飲食店で調理の仕事をしていて、つねに前かがみの姿勢をしているのだそうです。仕事以外の時間は、スマホを使っていることが多く、休日も1日中スマホを操作していることのことでした。

その話を聞いて、Sさんは、つねに猫背になっているせいで、しっかり呼吸ができていないのに違いないとピンときました。調理の仕事以上にスマホの操作は前かがみになり、猫背になります。本人も「猫背だという自覚があります」といっていました。

そこで、治療として、つねに「意識して姿勢を正す」「スマホを見るときもいい姿勢で。スマホは高い位置で操作する」ということを守ってもらい、それとあわせて呼吸筋スト

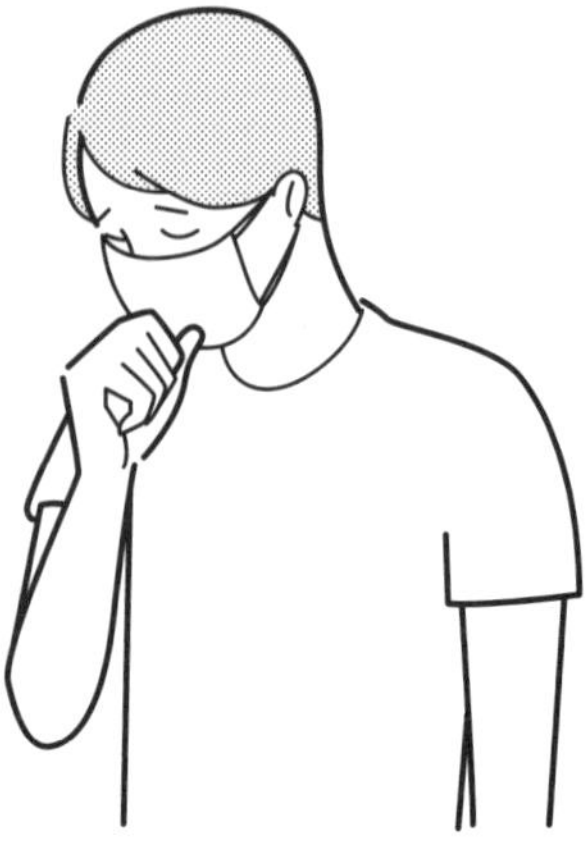

レッチも毎日続けてもらいました。

Sさんがきちんと続けてくれたこともあって、約4カ月後には、「呼吸の息苦しさがだいぶよくなりました」という言葉を聞くことができました。肺機能検査では「肺年齢41歳」まで改善していました。

やはり、Sさんの「呼吸の苦しさ」は、病気ではなく、悪い姿勢のために呼吸が浅くなっていることが原因でした。猫背の悪い姿勢のせいで肺が圧迫されて、深い呼吸ができなくなっていたというわけです。

＊三大猫背は「家事」「パソコン作業」「スマホ操作」

私はこれまでたくさんの患者さんを診察してきましたが、Sさんのように悪い姿勢のせいで悪い呼吸になっている患者さんが最近本当に増えているんです。

日常生活のなかで、背中を丸めた悪い姿勢になりがちなトップ3は、「家事」「パソコン作業」「スマホ操作」です。

「家事」は、掃除や料理などで前かがみになることが多いですよね。

「パソコン作業」は、デスクワークをしている人にとって必須の業務であり、みんな猫背になりがちです。

「スマホ操作」は、スマホやタブレットを含めてですが、操作するときにどうしても猫背になってしまいます。とくにスマホやタブレットはサイズが小さいことが多いので、背中が丸まるうえに、肩もきゅっと前に入り込んだような姿勢になります。それによって肺がぎゅーっと圧迫されてしまい、呼吸のとき十分に広がらなくなってしまうわけです。

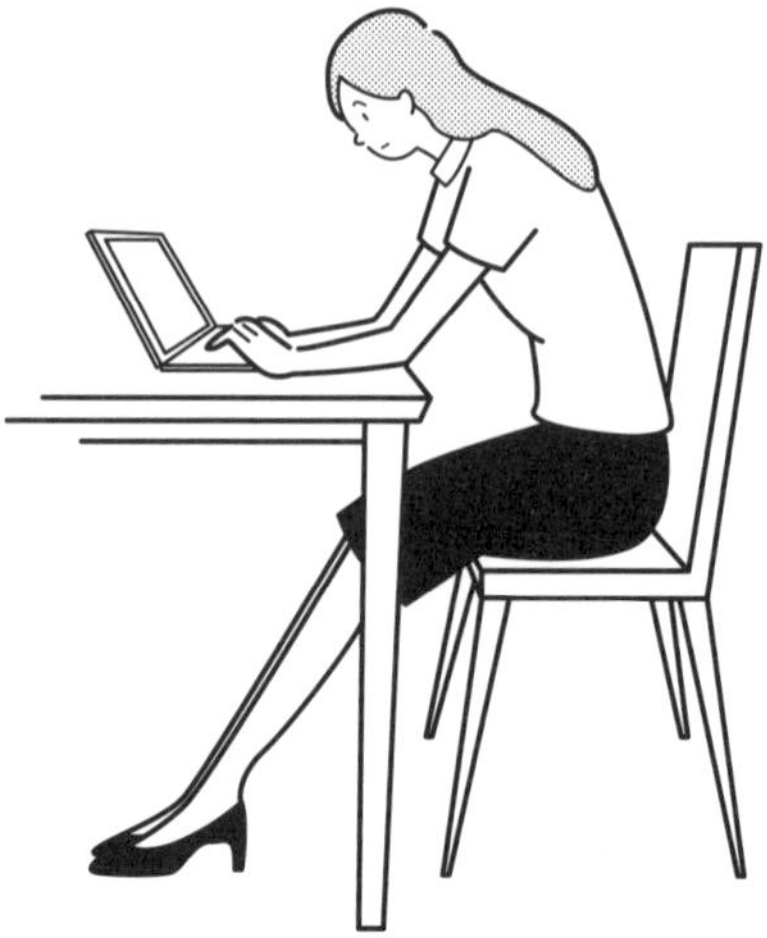

料理や掃除などの家事でももちろん猫背になるのですが、スマホは背中を丸めた姿勢のまま、ついつい長時間になってしまうところが問題です。

悪い姿勢のせいで悪い呼吸になっている患者さんが増えているのは、やはりスマホの普及によるものではないかなと思います。なぜかというと、スマホが普及する前は、こういった患者さんはほとんどいなかったからです。

いまやスマホは、幅広い年代に使われています。29年度版の総務省「情報通信白書」の「スマートフォン利用者のインターネット利用時間」によると、２０１６年の平日１日あたりの平均使用時間は、全体では82分と長時間です。もっとも長い10代で１４３分、20代は１２９分。年代が上がるにつれて利用時間は少なくなっていくのですが、40代でも68分、50代も55分、60代でも24分。あくまでも平均ですから、もっともっと長く使う人も多いでしょう。

ということは、すべての世代で、スマホを使うことで前かがみの姿勢になる時間が増えているといえそうです。そう考えると、患者さんがどんどん増えているのも納得がいきます。

将来、スマホに代わって、いい姿勢で使えるアイテムが登場すれば状況は変わるかもしれませんが、それまでは、スマホ操作による悪い姿勢で悪い呼吸になってしまう患者さんは減りそうもない気がします。

そこで私は、「注意してほしい」という気持ちも込めて、スマホ操作のときの悪い姿勢のせいで浅くなった呼吸のことを「スマホ呼吸」と呼びたいと思います。

＊スマホ姿勢は呼吸を大きく妨げます

じつは以前、通常の姿勢と、スマホ操作時のような前かがみの姿勢で、どれくらい肺機能の違いがあらわれるのかを調べてみたいと思い、クリニックで実際に測定してみたことがあります。

被験者は33歳の男性。スポーツ経験者で喫煙歴もないため、通常の姿勢で測定した肺活量は５４４０㎖、肺年齢は18歳未満でした。

次に、スマホ操作をしているときのように、首と肩を前に出した前かがみの姿勢になってもらいました。その姿勢で測定してみると、肺活量は３７２０㎖、肺年齢41歳という結果になったのです。

前かがみの姿勢によって肺年齢が上がることはもちろん予想していたのですが、思っていた以上に数値に差がでて、私自身も驚きました。

スマホを使っていると、ついつい夢中になってしまって何時間も前かがみの姿勢のまま、ということもあると思います。でも、この測定結果からもわかるとおり、前かがみの姿勢になると、吸い込む酸素の量がぐっと減ってしまいます。

そうすると全身の血流が滞《とどこお》ってしまうため、疲労感を覚えたり、集中力や記憶力が低下したりと、全身の不調につながっていくこともあります。

この測定のときは、測定時だけ前かがみの姿勢になってもらいました。ほんの短時間なのに、これほどの大きな数値の違いがでるなんてびっくりしますよね。

毎日、長時間、スマホを使い続けて、この状態が長い間続いたらどうなるでしょう？　肺機能は低下したままの状態で固まってしまいます。そうなってしまったら、元に戻すのは、かなり大変です。

悪い状態にしないためにも、スマホ呼吸にならないように自分で注意することが大切なのです。ついついやってしまうスマホ呼吸ですが、日ごろの心がけで防ぐことができます。姿勢を改善すれば、呼吸も改善！　体の元気も回復しますよ。

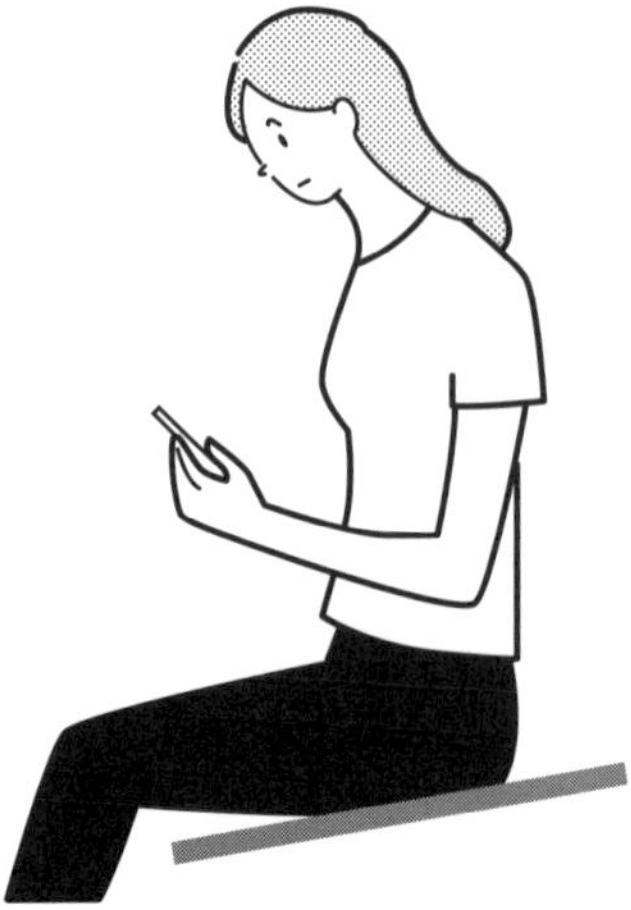

＊死因順位急上昇のＣＯＰＤも、肺の大敵です

最近死亡者数が増え、注目されているのがＣＯＰＤです。厚生労働省の統計によると、２０１５年１年間の死亡者数は約１万６０００人で死因順位の10位。ここ何年ものあいだ、つねに死因順位の9～10位にランクインしています。男性だけに絞ってみると7～8位となり、死因順位がさらに高くなります（女性は11位以下のランク外）。

日本では、喫煙者の15～20％にＣＯＰＤが発症し、40歳以上の8・6％にあたる約530万人がＣＯＰＤと推定されています。しかしながら、治療を受けているのは、そのうちの5％程度といわれています。

ＣＯＰＤは「Chronic Obstructive Pulmonary Disease」の略で、「慢性閉塞性肺疾患」と呼ばれます。ＣＯＰＤという病名を知らない人も多いと思いますが、以前は「慢性気管支炎」「慢性肺気腫」と呼ばれていた病気です。

タバコの煙などの有害物質を吸入することによって、肺のなかの気管支に炎症が起き

てセキやタンがでたり、気管支が細くなって空気の流れが低下したりします。また、気管支が枝分かれした奥にある肺胞が破壊されて肺気腫という状態になると、酸素の取り込みや二酸化炭素を排出する機能が低下してしまいます。

慢性のセキやタンがでたり、歩くときや階段を上るときなど体を動かしたときに呼吸が苦しくなったりするのが特徴的な症状です。

別名〝タバコ病〟ともいわれ、最大の原因はタバコです。患者の90％以上が喫煙者で、長期間にわたる喫煙が大きく影響を及ぼすため、〝肺の生活習慣病〟ともいわれます。タバコを吸わない人よりも喫煙者と喫煙経験のある人のほうが有病率は高く、高齢者になるほど有病率が高くなる傾向にあります。日本で男性の有病者が多いのは、男性のほうが喫煙者が多いためだと考えられます。

＊喫煙者でなくてもCOPDになる!?

また、タバコを吸わない人でも4・7％の人がCOPDを発症しています。これもおもにタバコの煙によるものです。副流煙による受動喫煙でタール、トルエン、メタンといった有害物質を吸い込んだ結果、引き起こされるのです。

じつは喫煙者が吸っているタバコの煙よりも、受動喫煙によって吸い込む煙のほうが有害物質が多く含まれているということを知っていますか？　自分はタバコを吸わなくても、家族がヘビースモーカーだったり、分煙されていない職場で働いていたりする人はCOPDになる危険性が高くなるということを覚えておいてください。

COPDを発症すると、肺だけでなく、全身の臓器にも影響を与えます。虚血性心疾患、高血圧、心不全、心房細動、肺高血圧症といった心臓や血管系の病気のほか、骨粗しょう症、消化性潰瘍などの消化器疾患、抑うつ、肺がんなどを発症しやすくなってしまうのです。

ＣＯＰＤが怖いのは、有害物質によって壊れたり、溶けたりした肺は、けっして元に戻らないということです。初期には自覚症状がほとんどない場合が多く、ゆっくりと進行し、症状がでるころには肺はすでに壊れているということが少なくありません。

溶けてしまった肺は、ＣＴで真っ黒に見えます。肺がそういう状態になり、呼吸機能の低下が進んで通常の呼吸で十分な酸素を得られなくなってしまった場合は、酸素ボンベを使って生活することになります。

最近は中国のＰＭ２・５が問題になっていて、ＰＭ２・５によるＣＯＰＤも今後急増するといわれています。中国では、２０１３年に江蘇省に住む8歳の女の子が肺がんで亡くなったことが報じられ、人々に大きな衝撃を与えました。江蘇省の医師は「女の子は道路沿いに住んでいるため、長期にわたって道路粉塵を吸い込み、肺がんを発症した。発病は空気中のＰＭ２・５が関係している」という見解を出しています。

中国の大気汚染は深刻で、今後20年ほどでＣＯＰＤは爆発的に増えるといわれています。インドなど人口の多い地域でも、同じように増加の恐れがあります。

タバコの煙も、２・５㎛以下の微粒子なので、ＰＭ２・５に属します（１㎛（マイクロメートル）は1000分の1㎜）。タバコの煙のなかの粒子は０・１～０・５㎛で、ＰＭ２・５どころか、もっと小さなＰＭ０・１とかＰＭ０・５ということになります。

そんな小さな微粒子なので、気管支だけでなく、肺にある肺胞から毛細血管にするっと入り込んでしまうのです。そして、ＣＯＰＤや喘息、肺がんなどの呼吸器疾患だけでなく、心不全などの循環器疾患を引き起こしたりもします。

ＰＭ０・１といった微粒子は空気中を漂うので、ふわふわと飛んで、タバコをすっていない人の肺にも入り込んでしまいます。

日本のある喫茶店でＰＭ２・５濃度を測定してみたところ、喫煙席では７００㎍／㎥でした（1㎍（マイクログラム）は１００万分の1グラム）。これは、北京でもっとも濃度が高い日と同じレベルです。

そしてなんと、禁煙席でも、環境基準のレベルⅡの、70㎍／㎥を超える数値がでたのです。外気がこのＰＭ２・５濃度だったら、外出を自粛したほうがいいレベルです。

分煙されていれば大丈夫と思っていませんか？　この測定の結果をみてもわかるように、じつは喫煙者が出入りするときにタバコの煙が禁煙席にもれでてしまうので、安心はできないのです。

＊その息苦しさは病気？　それとも「浅い呼吸」？

「呼吸が苦しい」という場合、呼吸が浅くなっているケースと、病気が原因になっているケースがあるので、慎重に見極める必要があります。

「セキはでないけれど苦しい」という人は、苦しくなる原因は肺か心臓にある可能性が高くなります。

診察では、まず心電図をとって、心筋梗塞でないか確認します。

レントゲンでは、肺がん、肺結核、肺炎などの場合は、異常が白い影のように映ります。気胸や肺気腫などは病気の部分の空気が多くなり、黒っぽく映ります。

ＣＯＰＤの場合は、初期のころはレントゲンではわかりづらいことがあります。また、セキやタンの症状があっても、喫煙者はもともとセキやタンがあることが多いので、ＣＯＰＤだと気づかないこともあります。高齢になってから発症することが多いため、体を動かしたときに「呼吸が苦しいな」と感じても、「年をとったせいだ」と思ってしまい、気づくのが遅れるということもあります。

そこで、スパイロメーターという機器を使い、肺活量や吐く勢いを調べます。あわせて、モストグラフという機器で、普通に呼吸をしたまま気道の状態を調べ、どの程度、息を吐きづらくなっているかを「気道抵抗」という数値で出して調べたりもします。

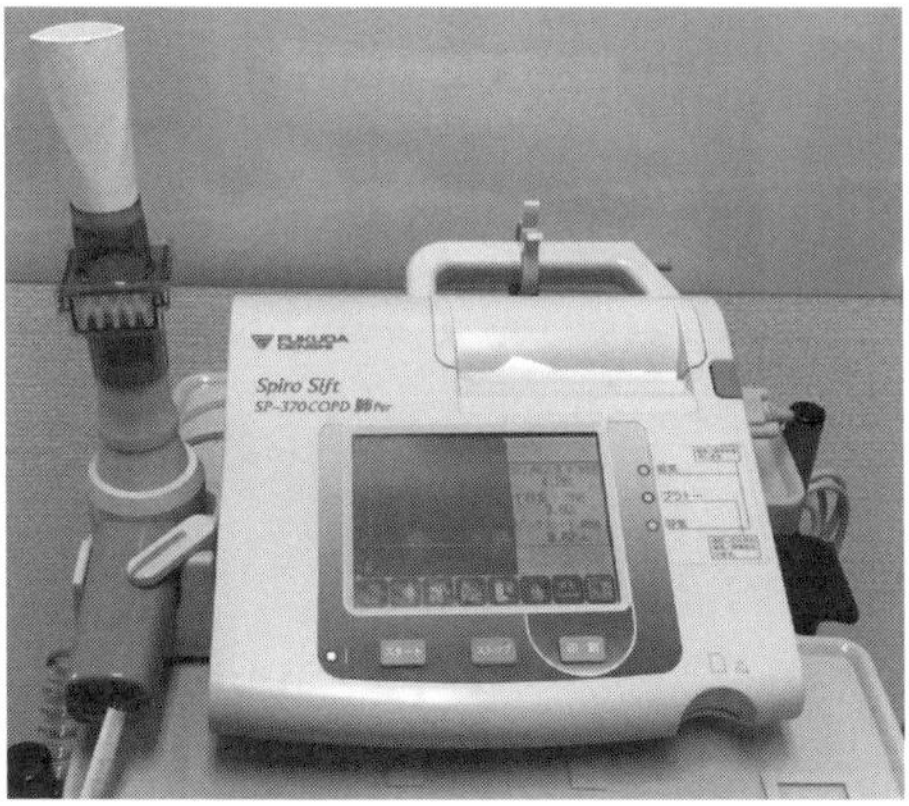

呼吸機能を検査するスパイロメーター

空気を吐くときに苦しさを感じるときは、気管、主気管支、細気管支などの気道の下部に原因があると考えられます。喘息、ＣＯＰＤ、細気管支炎、気管・気管支軟化症《なんかしょう》といった病気が疑われます。

空気を吸うときに苦しさを感じるときは、鼻腔や咽頭、喉頭、気管など気道の上部に原因があると考えられます。疑われるのは、がんや結核などによる中枢気道狭窄《ちゅうすうきどうきょうさく》、気道《きどう》異物《いぶつ》（気道に留まってしまった異物）、急性咽頭蓋炎《きゅうせいこうとうがいえん》、肥満低換気症候群《ひまんていかんきしょうこうぐん》といった病気です。

一方、病気ではなく、呼吸が浅くなっている場合は、深く吸えなかったり、呼吸が途中で止まってしまったりしています。

＊「血管の若さ」や「血流」よりも呼吸は重要！

私たちは生まれたときからとくに訓練したりしなくても呼吸することができて、それを自然に繰り返しています。

なので「今まで呼吸についてとくに意識したことがなかった」という人も多いのではないでしょうか？　でも、呼吸は私たちが生きていくためにとても重要なものなのです。

ニュースなどで、よく「心肺停止状態」という言葉を耳にしますよね？　心臓が止まったら死んでしまいますが、呼吸も止まったらあっというまに死んでしまいます。呼吸は心臓と同様に命に直結する大切なもの、ということです。

救急医療の現場でも、呼吸は最優先で確保するようにしています。

心肺停止した人がいたら、まっさきに「ＡＢＣ」の３つをおこない、患者の心拍と呼吸を再開させて、脳の蘇生をめざします。

「ＡＢＣ」とは、「Ａ＝Airway（気道確保）」「Ｂ＝Breathing（人工呼吸）」「Ｃ＝Circulation（胸骨圧迫〈心臓マッサージ〉）」です。状況によって「ＡＢＣ」、あるいは「ＣＡＢ」の順番でおこないます。

なによりもまずこの3つが重要ということなんです。命のためにもっとも重要なのは「呼吸と循環を確保する」ことなのです。

呼吸は、息を吸うことで、エネルギーを生成するために必要な酸素を血液中に取り込み、全身に送ります。そして、息を吐くことで、細胞が代謝をおこなって血液に排出した二酸化炭素を外に出します。このとき、呼吸と血液の循環の協力が不可欠です。

最近は「血管年齢が若い」「血流がいい」といったことが話題になりますが、どんなに血流がよくても、流れる血液中の酸素が足りなかったら意味がありません。いい呼吸をして、全身にしっかり酸素をゆきわたらせることが大切なのです。

第2章

そもそも呼吸ってなんだろう?

＊ あなたの呼吸数と、吸う空気の量は？

いままで、自分が1日に何回呼吸をして、どれくらいの空気を取り込んでいるか考えてみたことはありますか？　脈拍は数えたことがあると思いますが、呼吸は数えたことがないのではないでしょうか？

そこで、クイズです。

Q ヒトは1日に何回呼吸しているでしょう？

A　およそ5000回
B　およそ1万回
C　およそ2万回

私たちは、1分間に約15〜18回呼吸しています。1日にすると、およそ2万回ということになります。

これは通常時の回数です。運動をすると呼吸数は増えて通常時の5倍くらいになり、寝ている間は呼吸数が減って通常時の半分程度になります。答えはCです。

では、続けてもう1問。

Q　1回に吸い込む空気の量はどれくらいだと思いますか？

A　350mℓのジュースの缶1本分
B　500mℓのペットボトル1本分
C　1ℓの牛乳パック1本分

1回の呼吸で吸ったり吐いたりする量のことを1回換気量といいますが、これは約500㎖。ペットボトル1本分とほぼ同じです。答えはBになります。

ということは、私たちは1日にペットボトル2万本分も吸ったり、吐いたりしているというわけです。

2万本のペットボトルを想像できますか？　1ケース24本入りとして計算すると、2万本だと約833ケース。そのケースを積み上げたところを想像するだけで、ものすごく大量だということがわかりますよね。

でもじつは、吸った500㎖の空気がそっくりすべて肺胞に送られるわけではありません。このうち約150㎖は、そのまま気道のデッドスペースに留まったまま、ガス交換されることなく外へ吐きだされてしまうのです。これを「死腔《しくう》」といいます。

この死腔に送られる空気の量は、どんな呼吸をしても変わることがありません。なので、1回換気量が少なければ少ないほど、肺胞に送る空気はどんどん目減りしていってしまうのです。

具体的な数字でみるとよくわかるので、数字をあてはめて説明してみましょう。

通常の状態で1回換気量500㎖のときは、死腔に150㎖が留まりますが、残りの350㎖を肺胞に送ることができます。ところが、1回換気量250㎖しかない浅い呼吸のときも、同様に死腔に150㎖留まってしまうので、残りの100㎖しか肺胞に送ることができません。

今度は1分間で考えてみましょう。

通常の状態で1回換気量500㎖のとき、1分間に呼吸を15回すると、7500㎖の空気を吸い込むことができます。そのうち死腔量を引いた5250㎖が肺胞に送られ

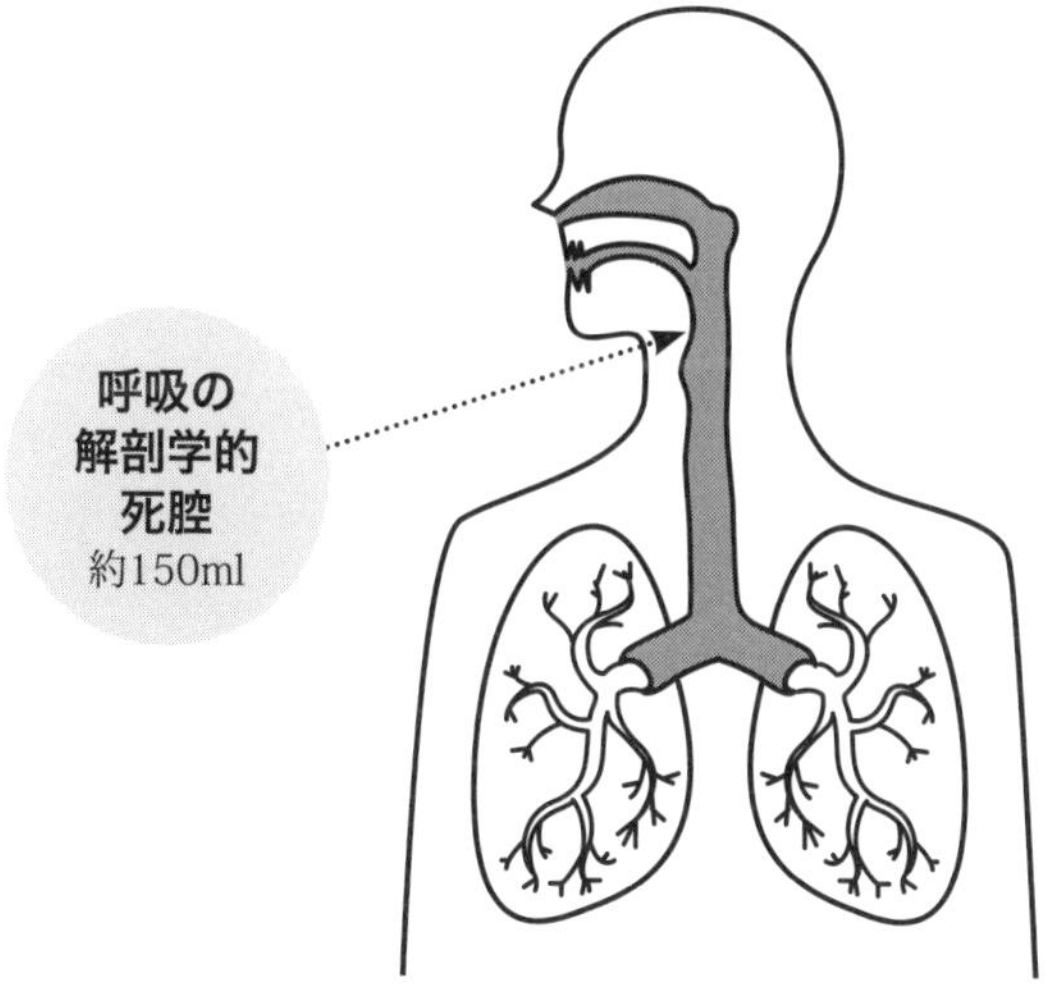

ます。

　ところが、1回換気量250㎖の浅い呼吸のときは、1回呼吸量500㎖のときと同じ7500㎖の空気を吸い込もうとすると、1分間に30回呼吸しなければなりません。通常の状態のときの2倍の回数が必要です。それなのに、死腔量を引くと3000㎖しか肺胞に送ることができません。

「ハッ、ハッ」か「ゼーゼー」といった激しい呼吸のときは、たくさんの呼吸が必要になっているということで、それだけ1回あたりの呼吸の効率が悪いということです。たとえ

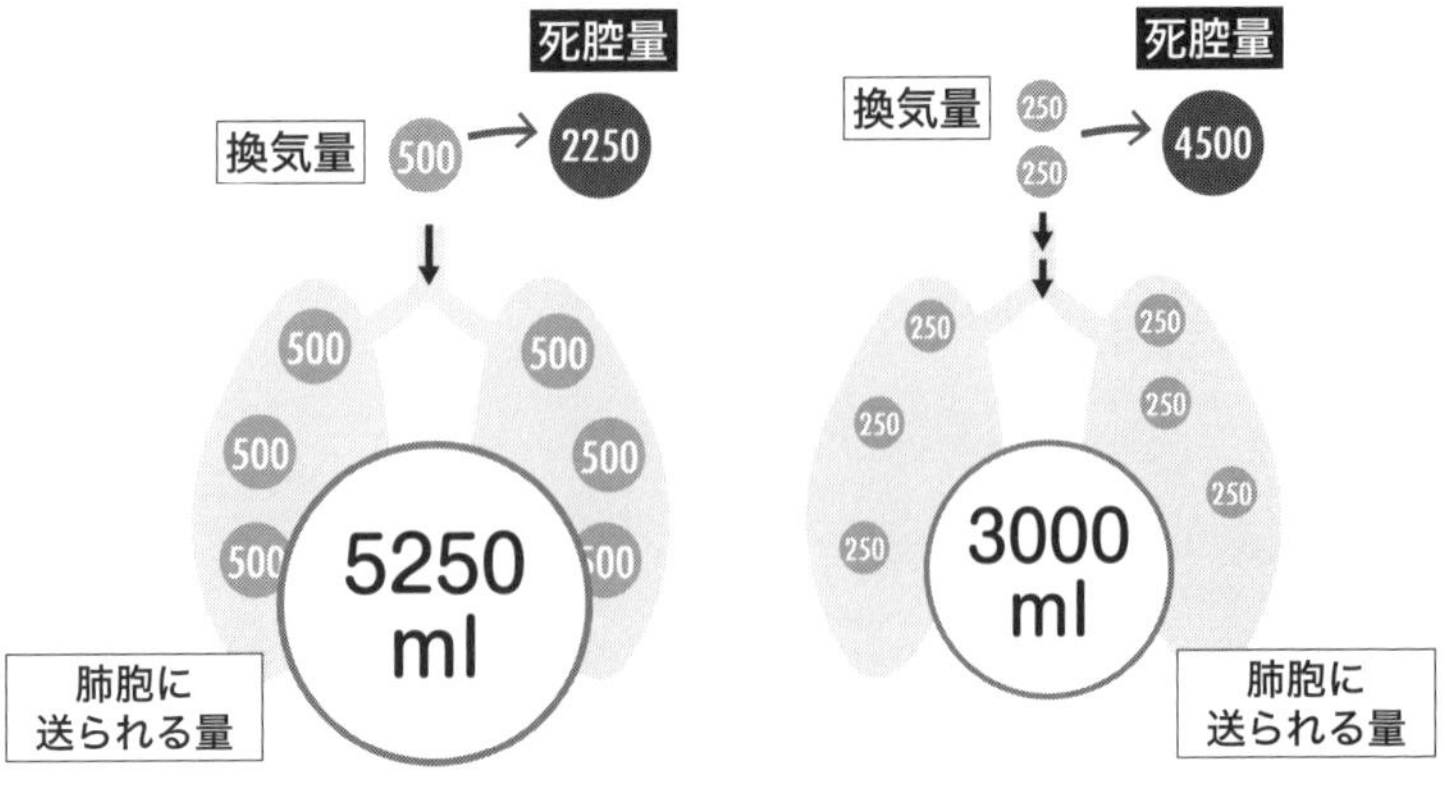

500㎖（換気量）×15回＝7500㎖
　7500㎖－2250㎖（死腔量）＝5250㎖

250㎖（換気量）×30回＝7500㎖
　7500㎖－4500㎖（死腔量）＝3000㎖

ば、喘息の患者さんの呼吸が苦しそうなのは、呼吸効率が悪いためです。

こうやって考えてみると、どうして深い呼吸がいいのかということが、おのずとわかってくると思います。

たとえば、1回換気量が1000㎖の深い呼吸のとき、死腔に留まる量は同じ150㎖なので、残りの850㎖を肺胞に送ることができてしまいます。

1分間で考えると、1回換気量が1000㎖のときは、1回換気量500㎖のときと同じ7500㎖を取り込むのに1分間に7・5回の呼吸ですんでしまいます。そのうえ、肺胞に6375㎖もの空気を送ることができてしまうわけです。

「呼吸1回」や「1分間」で考えると、たいした差ではないと思うかもしれません。でも、私たちは1日に2万回も呼吸をしているので、1日で考えるとかなりの差がでてきます。さらに、呼吸は生きている間ずっと続けていくものなので、その差はどんどん広がっていってしまうのです。

＊ためられない酸素。だから呼吸はノンストップ

ご存じのとおり、呼吸というのは、空気中の酸素を取り入れて、二酸化炭素を排出することです。取り込んだ酸素を燃やすことでエネルギーがつくりだされるのですが、このとき燃えカスとなった二酸化炭素がでるので、それを外に出しています。

生命を維持するために必要な酸素ですが、酸素は体のなかにためておくことができません。酸素がなくなったらすぐに命にかかわってしまうので、つねに取り

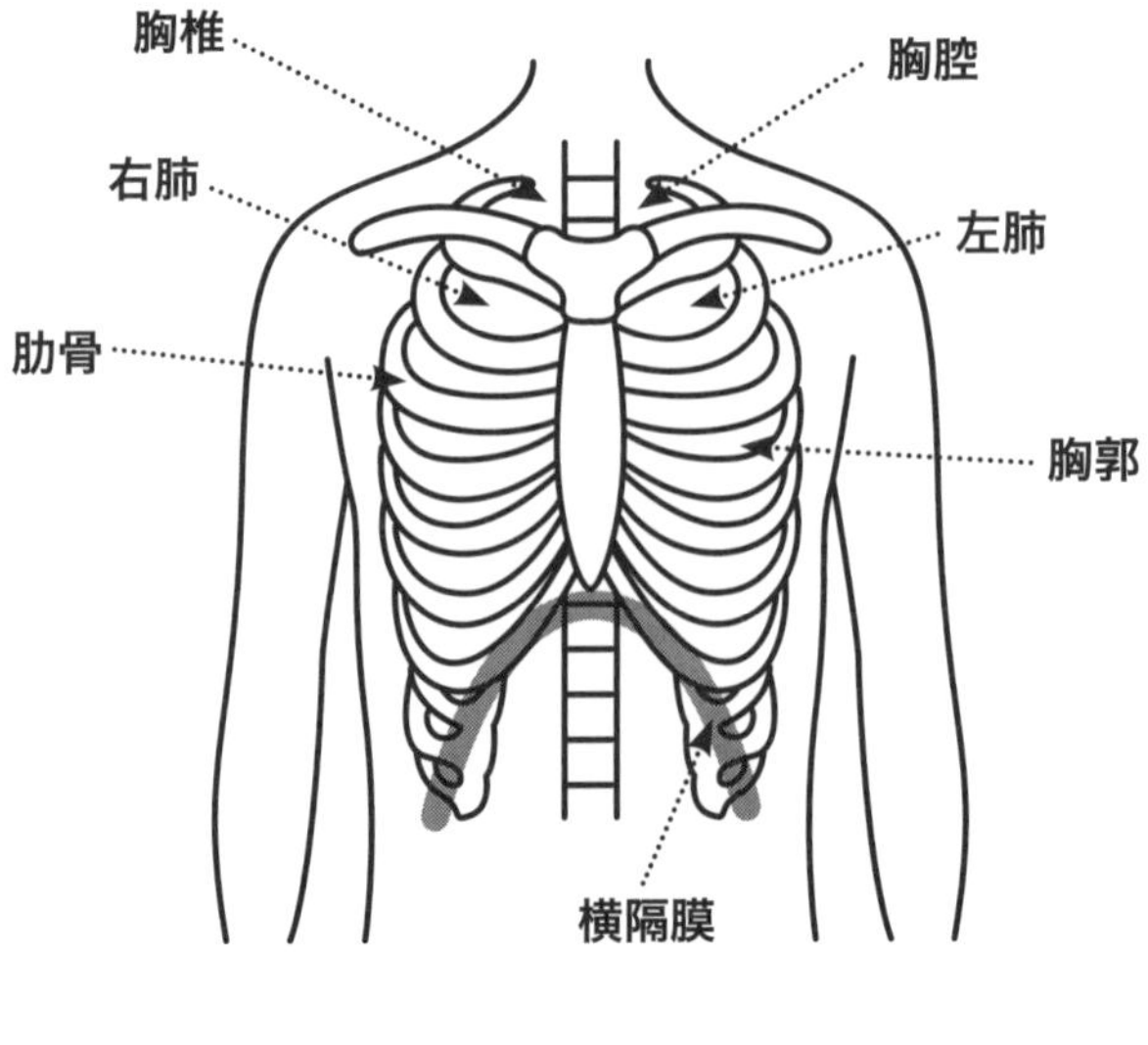

込み続けなければいけないということになります。

たとえば脳は、5分間、酸欠状態が続いただけで大きなダメージを受けてしまい、障害が残る可能性が高くなります。それほど重要な酸素ですから、きちんと体に取り込むためには呼吸が重要、というわけですね。

呼吸をおこなう器官が肺です。肺は胸腔の大部分を占める大きい器官で、右と左に1つずつあります。

図のように、胸郭（肋骨、胸骨、胸椎）に囲まれていて、横隔膜の上に乗るような形になっています。

また、左右の肺の大きさは同じではなく、心臓があるため右肺より左肺のほうがやや小さくなっています。

＊体から排出される二酸化炭素は悪者?

鼻から吸われた空気は、気道のなかを通って肺へと向かいます。通り道はどんどん分岐を繰り返して細くなっていき、最後は肺胞という小さな袋になり、空気は「ガス交換」の仕事をおこないます。

その道筋を順番にたどっていきましょう。

鼻から取り込まれた空気は、鼻腔、咽頭、喉頭を通って気管に送り込まれます。咽頭は空気も食物も通るのですが、喉頭の入り口に喉頭蓋と呼ばれるフタ状のものがあって、食物が通るときだけ気管をふさいで食道へと送り込みます。そうして呼吸として吸った空気は気管へと送られます。

気管は左右の肺のなかに入ると、2つに分かれて気管支になります。気管支はさらに枝分かれを繰り返してどんどん細くなり、左右あわせて100万本以上になります。

そしてその先端には、肺胞と呼ばれる小さな袋がブドウの房のようについています。

この肺胞1つの大きさは直径0・2㎜ほどです。大人で片方の肺におよそ3〜5億個あるといわれていて、肺のなかにぎっしり詰まっているような状態です。

肺胞の壁には、肺動脈や肺静脈につながる毛細血管が網の目のよ

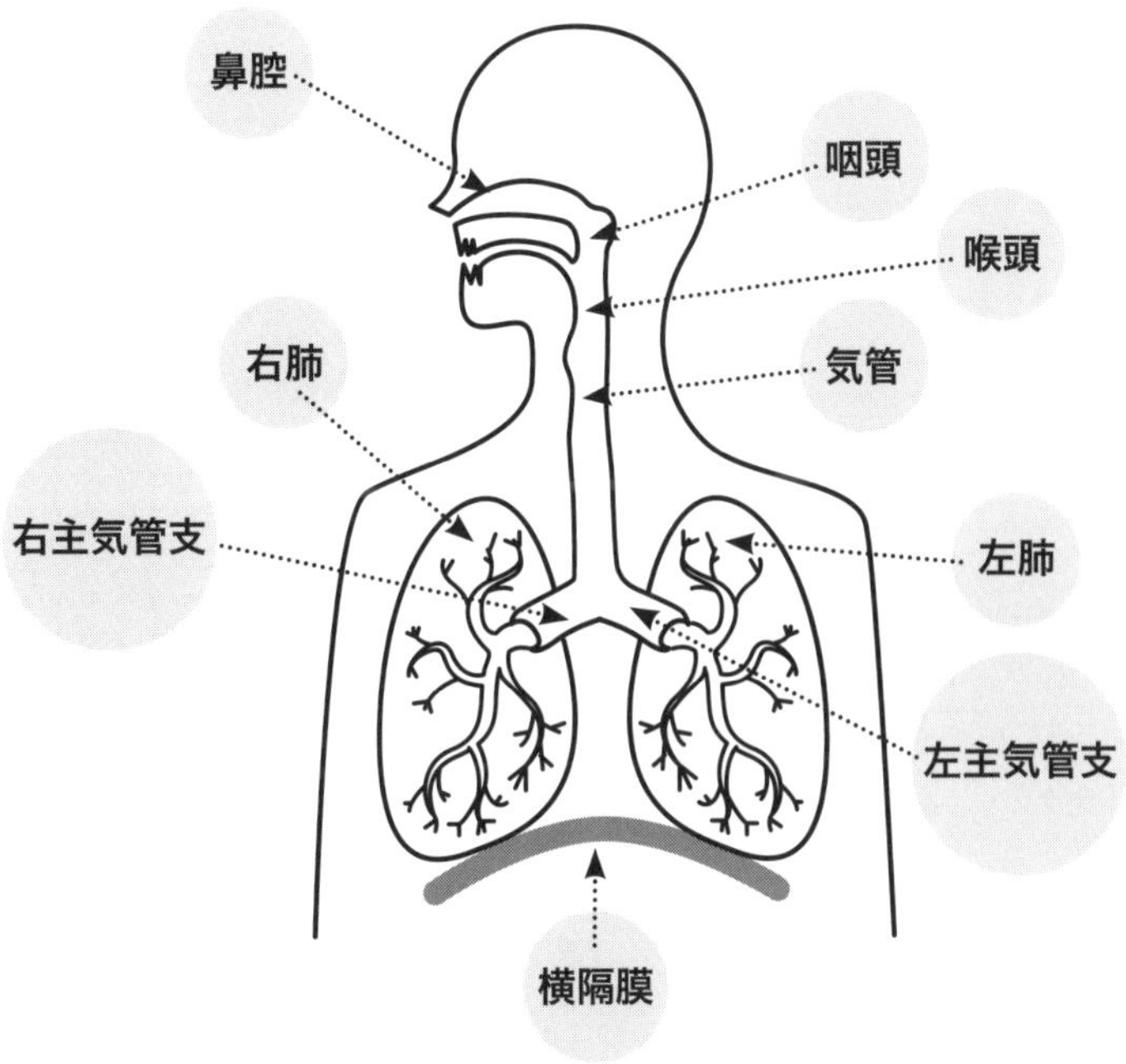

うに張りめぐらされています。この毛細血管で、肺胞に届いた空気中の酸素が血液中に取り込まれ、同時に、血液中にある不要な二酸化炭素が肺胞に吐きだされます。これを「ガス交換」といいます。

この「ガス交換」はとても重要です。体にとってエネルギー源となる酸素はもちろん大切ですが、じつは二酸化炭素も同じくらい大切です。

二酸化炭素は不要な悪者のように思えるかもしれませんが、じつはそうではありません。二酸化炭素が少なすぎても多すぎても体に異変を引き起こしてしまいます。ですから、ほどよい量をキープすることが必要なのです。

体は二酸化炭素によって酸性に傾いたり、アルカリ性に傾いたりします。

ガス交換がうまくおこなわれないと二酸化炭素が多くなり、血液中で過剰に酸がつくられて体が酸性に傾きます。それによって、頭痛や眠気、疲労、集中力低下などを引き起こしてしまいます。さらにもっと深刻な体の異変を招くこともあります。

逆に、血液中の二酸化炭素が少なすぎても、めまいがしたり、気が遠くなったりします。過呼吸症候群がこれにあたります。

血液のバランスを保って体を健康に保つために「ガス交換」が大きな役割を担っているのです。

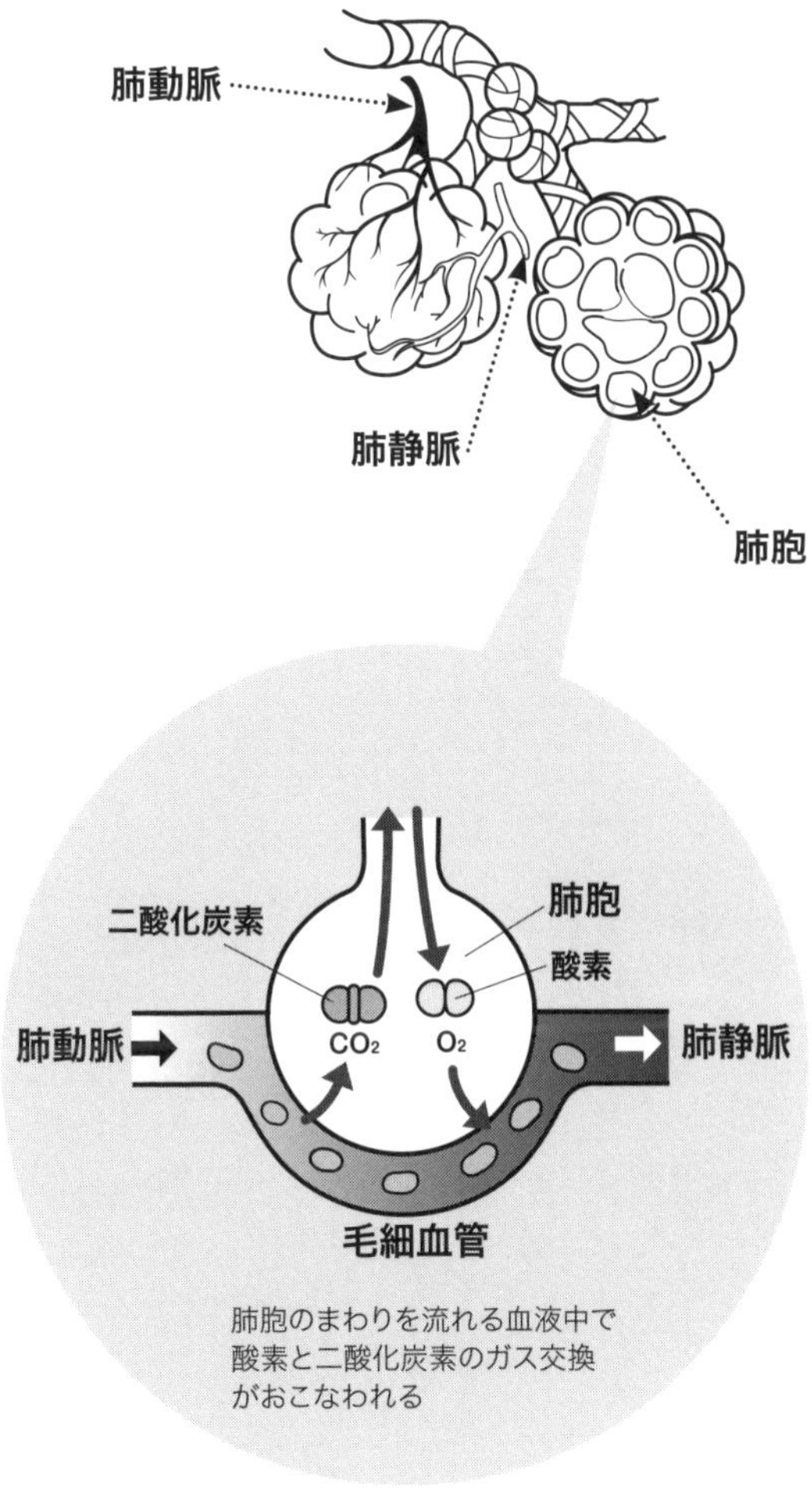

＊気道は空気清浄機。加湿と温め機能も！

図のように、鼻から吸った空気が肺に届くまでの通り道を「気道」といいます。

上部を「上気道」といい、口と咽頭は空気と飲食物の通り道、鼻と喉頭は空気の通り道です。空気しか通らない下部（気管から気管支・肺まで）を「下気道」といいます。

この気道には2つの重要な役割があります。

1つは、上気道で入ってきた空気を

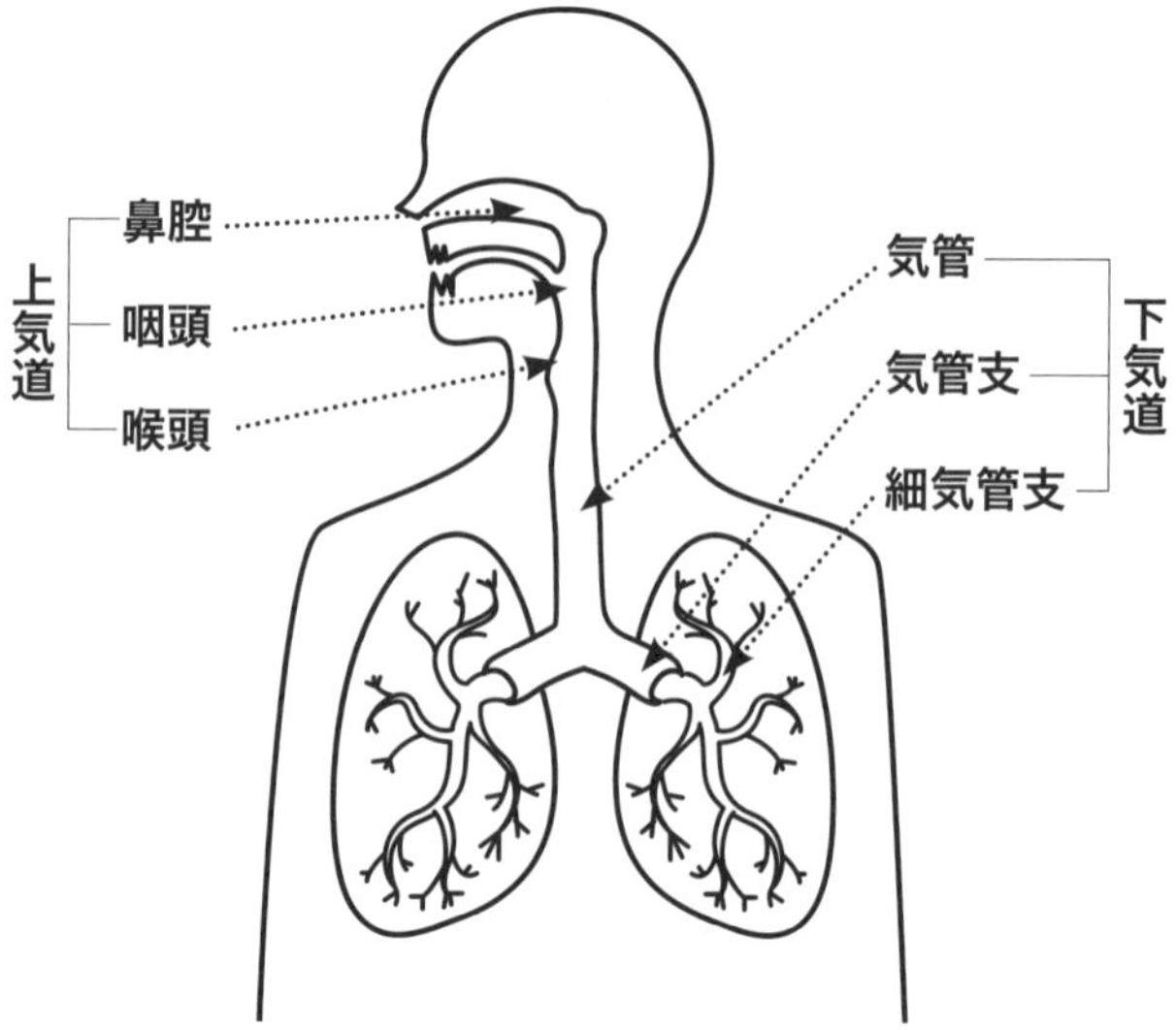

温めて加湿することです。

鼻から吸った空気は、鼻腔と呼ばれる空洞に入ります。鼻腔の内面は血管が密集した粘膜で覆《おお》われていて、外から冷たい空気が入ってくると、粘膜の血液から熱がでて温められます。また、乾燥した空気が入ってくると、粘膜の血液から水分が蒸発し、加湿されます。

もう1つの役割は、吸った空気のなかにある異物を除去することです。

異物にはいろいろなものがあります。チリやホコリ、花粉、タバコの煙、PM2・5などの粒子状物質、香水の香り、あるいはウイルス、細菌、カビといった病原体などです。それらの侵入をある程度防いでくれます。

鼻から吸った空気は、まず上気道で異物の除去がおこなわれます。最初に、鼻腔の入り口にある鼻毛がフィルターのように異物を取り除きます。鼻毛はムダ毛のように思えるかもしれませんが、重要な役割を果たしているので、むやみに抜いたり、切りすぎたりしないようにしてください。

その奥の鼻腔の内面は、粘膜で覆われていて、この粘膜から粘液が分泌されています。

粘液にも空気中にある異物を付着させる働きがあるので、ここでも異物はきれいに取り除かれます。

ちなみに、鼻腔で分泌された粘液は、通常は咽頭のほうに押し流されます。しかし、寒い日などは粘液が鼻腔に溜まりやすくなり、鼻水になります。

上気道でチリや異物の除去がおこなわれた空気は、咽頭を通って、下気道へと入っていきます。

下気道には線毛と呼ばれる細かい毛がびっしり張りめぐらされていて、これで異物の侵入を防ぎます。線毛の毛先は粘液で覆われていて、つねに口の方向へとなびくように動いています。上気道で除去しきれなかった異物はこの線毛にキャッチされ、ベルトコンベアーのように口へと運ばれ、口からタンとして吐きだされます。

＊体に入った異物はセキで吹き飛ばす！

気道には、このほかにも異物を除去するシステムがあります。それはセキです。セキは、細菌など感染を引き起こすものが気管や肺に留まらないように、吹き飛ばす反射反応です。

気道に異物が入ると、気道の表面にあるセンサーが察知してすぐに脳に伝えます。脳はすぐに、のどの筋肉に「異物を吐きだせ」という指令を送り、その指令によってセキがでます。この一連の反応を「セキ反射」と呼びます。「ゴホン」とセキをすることで異物を吹き飛ばします。セキをすることで自分の体や肺を守っているというわけです。

＊セキのパワーは強大

ここでまたクイズです。

Q 体から飛び出すセキのスピードはどれくらいでしょう？

A マラソン選手が走るスピードと同じくらい
B プロサッカー選手のシュートと同じくらい
C プロ野球選手の投球と同じくらい

セキのパワーは秒速45ｍ以上で、台風並みの強さといわれています。時速にするとおよそ１６０㎞で、プロ野球の大谷翔平投手の日本最高記録の球速（１６５㎞）と同じくらいなので、その威力がわかります。

答えはＣです。

それほど強い息を吹き出すので、セキのしぶきは約２ｍ飛び散り、１回のセキで約2キロカロリー消費するといわれています。性別や体重などで変わってきますが、10分間、散歩をすると約20キロカロリー消費されるので、セキ10回と同じくらいです。そう考えると、かなりの力でセキをしていることがわかります。

そのため、セキをして肋軟骨（肋骨と胸骨を結合する軟骨）が折れたり、打撲したりして、

「胸が痛い」と来院される患者さんもめずらしくありません。

＊セキで吹き飛ばせなかったら…

異物がホコリなどであれば「ゴホン」と1回セキをすれば取り除くことができます。ところがウイルスや細菌だった場合、セキをしても取り除くことができないことがあります。そうすると病原体はのどにとりつき、やがて炎症を起こします。そして、セキが続いたり、鼻水や微熱がでたりして、「カゼをひいた」と感じることになるのです。

こうしたカゼなどのウイルスの炎症は上気道で起こります。それは、体の奥に異物が侵入しないように備えられた防御システムによって下気道に入れないウイルスが上気道で悪さをするからです。

そんなふうにカゼのウイルスは上気道で暴れますが、上気道で炎症を起こすのが精いっぱいで下気道まで入ることができません。普通のカゼであれば、上気道で炎症を起こしたまま2週間以内に消えてしまいます。そのため、カゼには「上気道炎」という別名があります。

防御システムをすり抜けて異物が下気道にまで入り込んでしまった場合、セキが続く、カゼではない病気を引き起こす恐れがあります。

引き起こされる病気はさまざまですが、最近増えている代表的なものは「肺炎」と「セキ喘息」「気管支喘息」「ＣＯＰＤ」です。

「肺炎」は、ウイルスや細菌の感染が肺にまで進んでしまった場合に起こる病気です。「セキ喘息」「気管支喘息」は、カゼがきっかけで発症・悪化します。また、ハウスダストやダニ・花粉などのアレルゲンや、タバコの煙やＰＭ２・５が気道に入って発症・悪化することもあります。

セキは、気管に食べ物などが入ったときも吹き飛ばすことができます。高齢になると食べ物や飲み物、唾液を飲み込む嚥下《えんげ》機能が低下し、誤嚥性《ごえんせい》肺炎のリスクが高まりますが、「ゴホン」と強くセキをすることができれば、しっかり吹き飛ばすことができます。

＊自分で動けない肺は「呼吸筋」に動かされています

私たちは、深呼吸をしようと思ったら、ゆっくり深く、息を吸ったり吐いたりすることができます。人間の内臓のなかで、そんなふうに自分でコントロールできるのは、呼吸で制御することができる肺だけです。

心臓や胃だったら、心臓の鼓動のスピードを変えたり、胃の動きを変えたりすることはできませんよね。でも、意識的に深呼吸をしたり、息を止めたりすることができます。これが肺の特徴です。

では、意識的に深呼吸をするとき、動かしているのはどこでしょうか？

じつは肺には自分で動く仕組みがありません。呼吸は、肺のまわりにある「呼吸筋」と呼ばれる筋肉の収縮によっておこなわれます。ですから、深呼吸も呼吸筋を動かすこ

呼吸筋前面

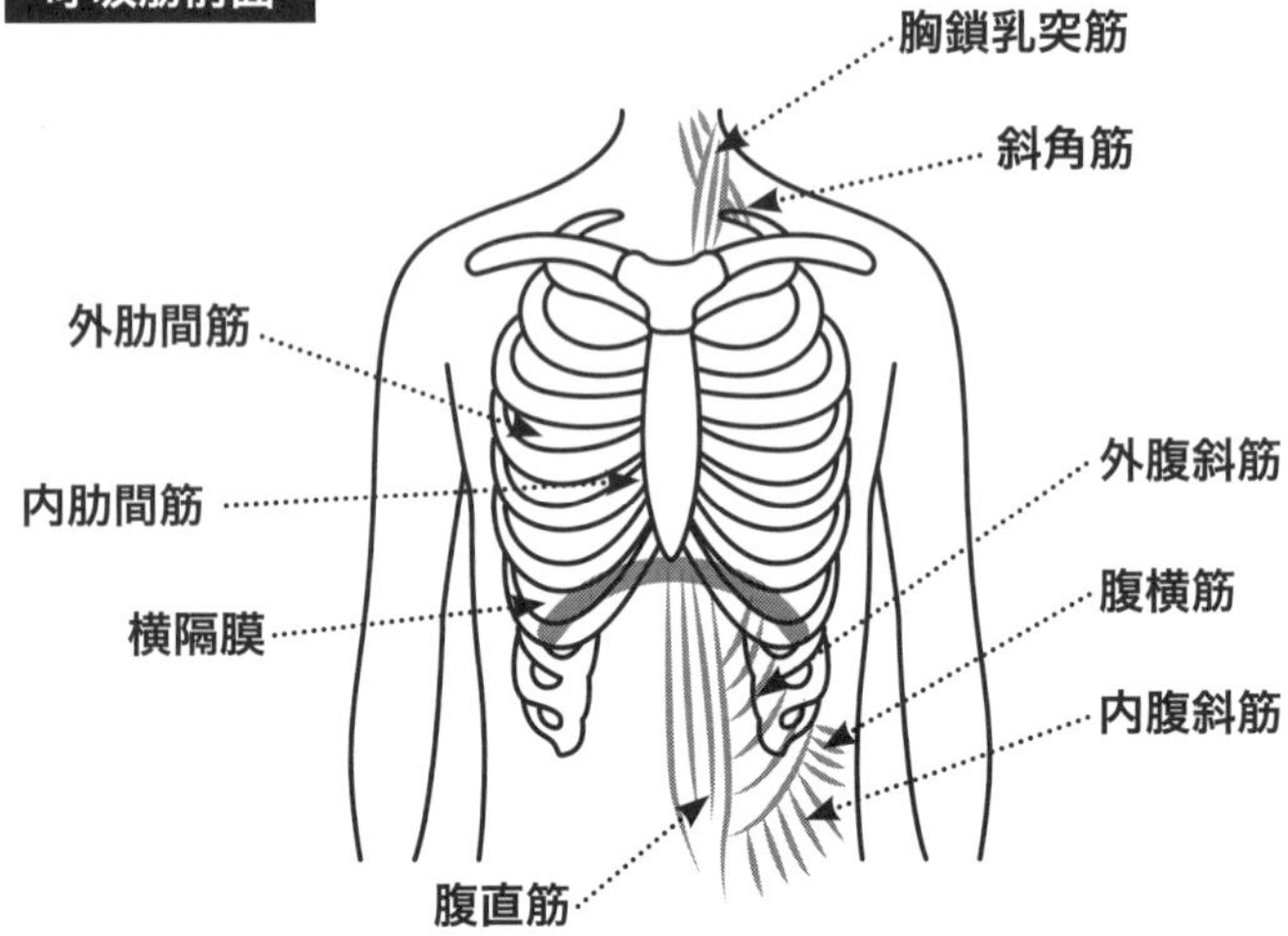

呼吸筋背面

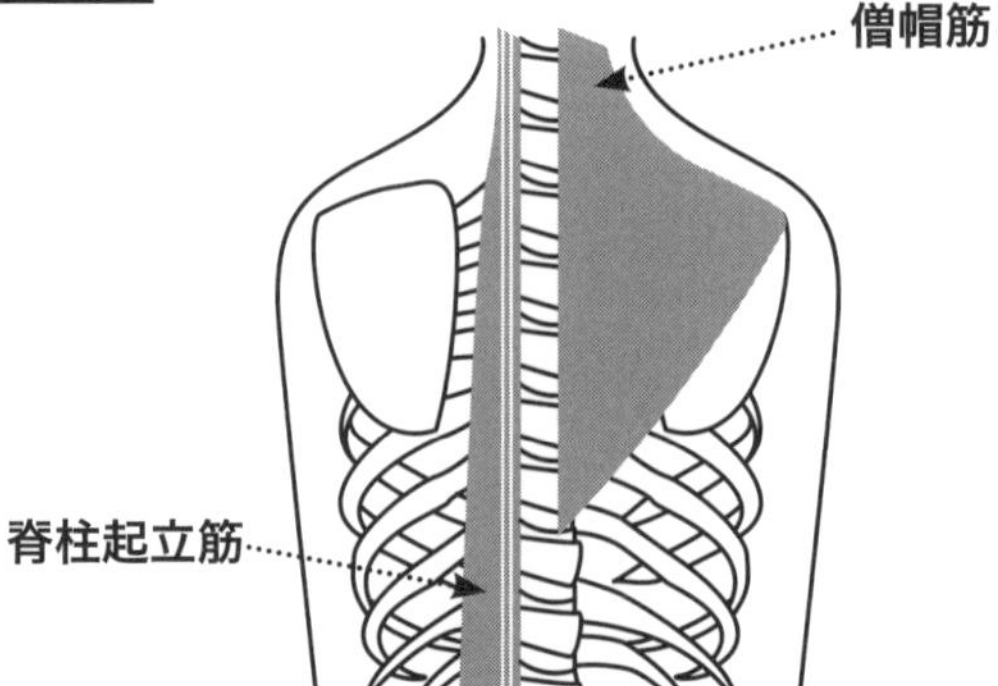

とでおこなわれているのです。

「呼吸筋」というのは呼吸に関わる筋肉の総称で、20種類ほどあります。おもな呼吸筋は、「肋間筋」と「横隔膜」です。

＊肋間筋の収縮によっておこなう胸式呼吸

肋間筋は、肋骨の間にある筋肉で、「外肋間筋」と「内肋間筋」があります。「外肋間筋」は息を吸うときに、「内肋間筋」は息を吐くときに関係します。

「外肋間筋」が収縮すると、肋骨が引き上げられて胸郭が前後左右に広がるため、肺が大きくなって息が吸い込まれます。「内肋間筋」が収縮すると肋骨が押し下げられて胸郭が狭くなるため、息が吐きだされるという仕組みです。

この肋間筋を使う呼吸を「胸式呼吸」といいます。

胸式呼吸は胸を広げる呼吸法のため、背骨や肋骨、胸骨の関節を柔らかくするという作用もあります。

＊横隔膜の伸縮によっておこなう腹式呼吸

横隔膜は、肺の下端にあるドーム状の骨格筋です。焼肉でいうと〝はらみ〟の部分で、横隔膜といっても膜ではなく、巨大な筋肉です。横隔膜が収縮すると下に動くので、胸郭が広がって息が吸いこまれます。横隔膜がゆるむと上に動き、胸郭が狭くなって息が吐きだされます。

この横隔膜を使う呼吸を「腹式呼吸」といいます。

腹式呼吸をすると、横隔膜の動きによって、静脈やリンパ管が圧迫されたり、圧迫が解かれたりします。その効果で、血液やリンパの

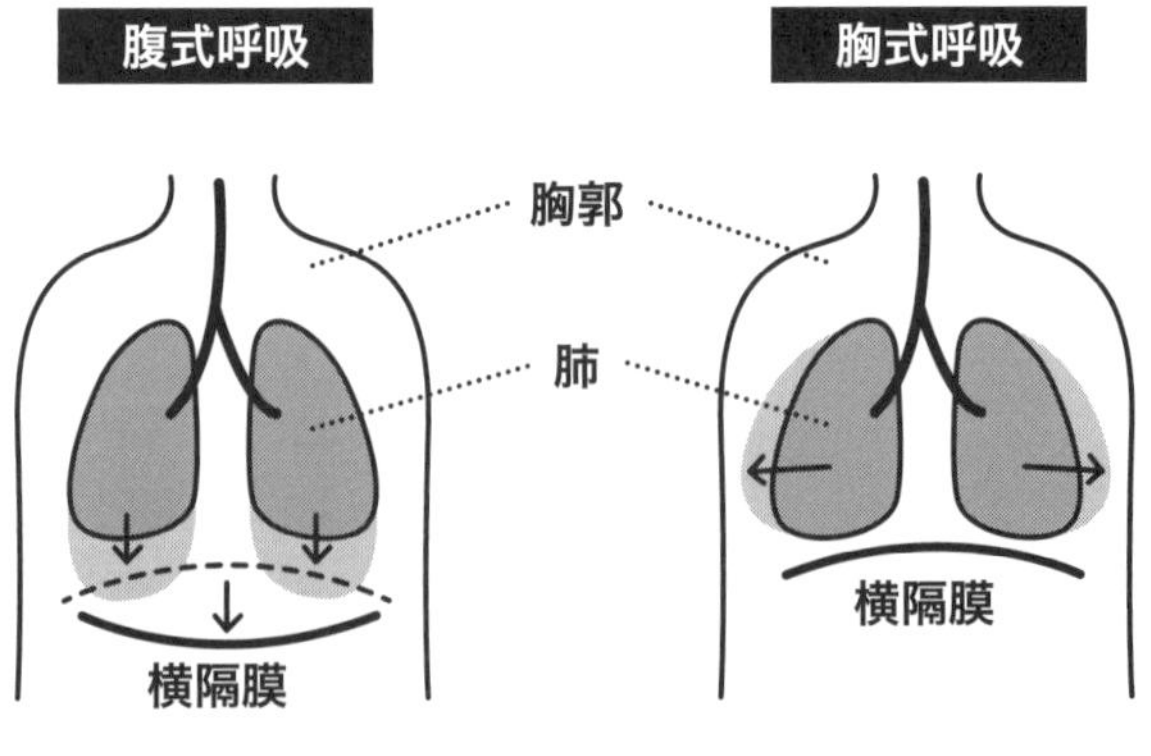

腹式呼吸では、横隔膜が上下し胸郭の体積を増減させます。おなかが膨らみます。

胸式呼吸では、横隔膜に肋間筋の動きが加わり、胸郭の体積を増減させます。胸が膨らみます。

流れがよくなり、むくみが解消されたりします。また、お腹を動かすので、お腹まわりのダイエットにつながったり、腸の蠕動《ぜんどう》運動が促されて便秘が解消されたりすることもあります。

＊胸式呼吸と腹式呼吸は自然にスイッチ

簡単にいうと、腹式呼吸は息を吸うときにお腹がふくらむ呼吸法、胸式呼吸は胸がふくらんだり、肩が上下したりする呼吸法です。

通常は、肋間筋か横隔膜のどちらかではなく、両方の働きによって呼吸がおこなわれています。「胸式呼吸」も「腹式呼吸」もどちらか一方だけが大切というわけではなく両方とも必要で、体の状態や1日の時間帯によって無意識のうちに使い分けています。

たとえば、あおむけに寝ているときは腹式呼吸をしています。あおむけになると背中が床に接触していることで胸を広げにくくなり、自然とお腹を使った呼吸になるのです。

＊肺は、ガラス瓶に入ったゴム風船に似ている!?

自分で動けない肺は、呼吸をするとき、筋肉だけでなく、まわりの圧力もうまく使っています。

肺と胸郭の間には胸膜腔という密閉された空間があって、つねに大気圧より圧力が低い状態になっています。

呼吸筋が収縮して胸郭が広がると、胸膜腔の内圧はさらに低くなります。そうすると肺を外側に引っ張ろうとする力が働いて、その圧力で息が吸いこまれます。ところが肺はつねにしぼもうとする弾性があるので、呼吸筋が弱まると元に戻ろうとして、息が吐きだされることになります。

たとえると、肺は、胸郭というガラス瓶に入ったゴム風船のようなものです。

図のような模型で説明しましょう。

横隔膜が収縮して下に動くと、ゴム風船を外側に引っ張ろうとする力が働き、その圧力でゴム風船のなかに空気が入ります。これが「息を吸う」ということです。

反対に、横隔膜がゆるんで元に戻ると、肺も元に戻り、ゴム風船から空気が押し出されます。これが「息を吐く」ということです。

この図からもわかるように、息を吐くときは呼吸筋の力は必要ありません。ただ、深呼吸のように意識的に呼吸をするときは腹筋や内肋間筋が働きます。

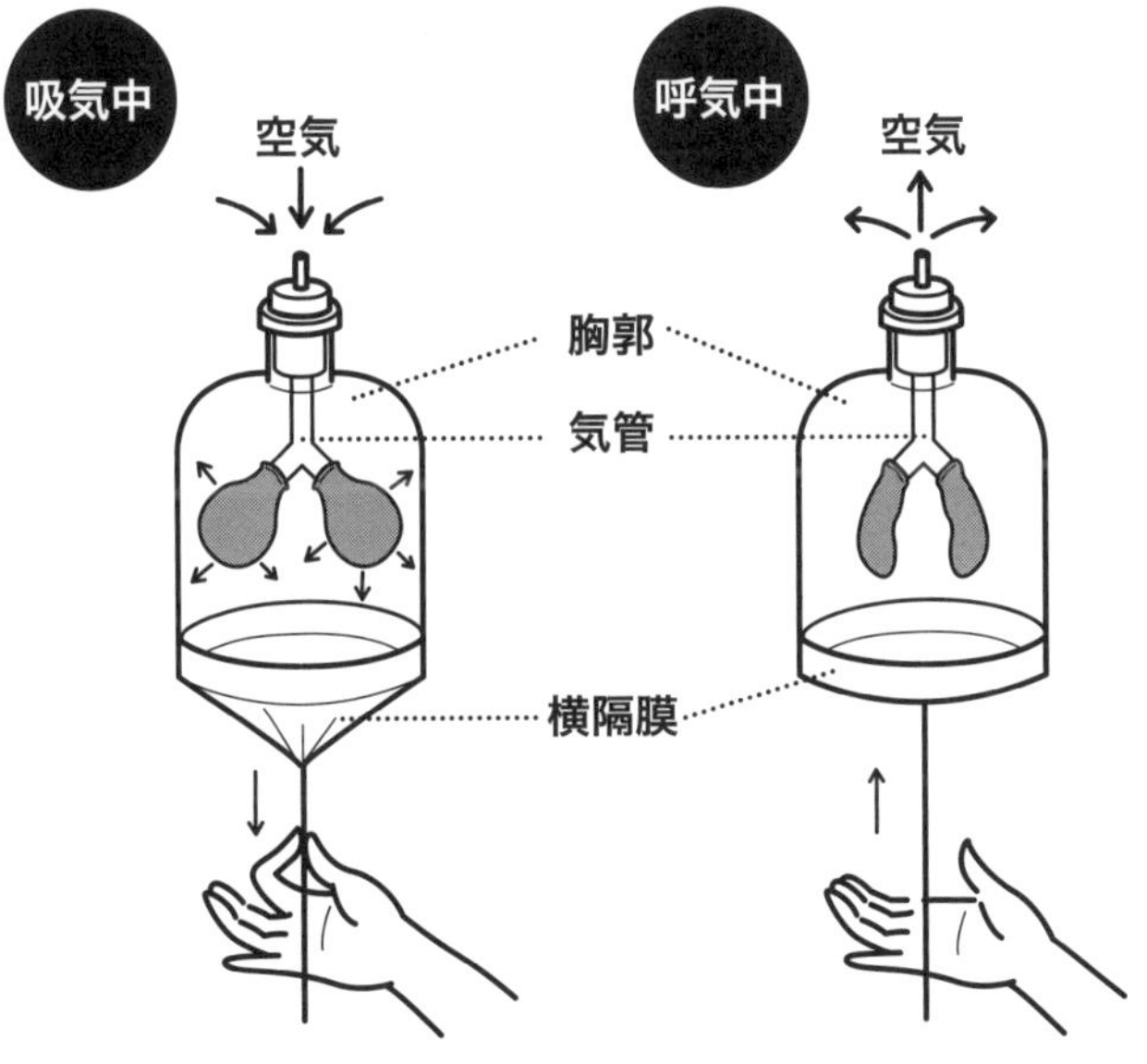

＊「胸式呼吸」と「腹式呼吸」、いい呼吸はどっち？

緊張しているときに深呼吸をすると気持ちが落ち着きますが、それは呼吸が自律神経のバランス調整に大きく関わっているからです。

よく知られているように、自律神経は身体の機能を健全に保つために重要な働きを果たすもので、自律神経には交感神経と副交感神経があります。

＊交感神経と副交感神経

体が活動や緊張、ストレスなどの刺激を受けると交感神経が優位になり、身体機能を活発にしたり、集中力を高めたりします。この交感神経は、とくに昼間に優位になります。ただし、交感神経が優位になりすぎると全身を緊張させ、肩や首のこりにつながることもあります。

一方、副交感神経が優位になると、体や脳の疲れやダメージを回復させ、体も心もリラックスさせます。とくに夜間や睡眠中に優位になります。

相反する働きをもつ交感神経と副交感神経ですが、シーソーのようにお互いにバランスをとりあっています。どちらがいい・悪いというものではなく、うまくバランスがとれているのが体にとっていい状態なのです。

自律神経のコントロールは無意識のうちにおこなわれています。ところが、交感神経と副交感神経のバランスが乱れ、どちらかが優位な状態が長く続くと、過度に汗をかいたり、疲れがとれなかったり、不眠になったり、動悸がしたりと、さまざまな不調が生じます。いわゆる自律神経失調症というような状態になってしまうこともあります。

＊深い呼吸は副交感神経を刺激

普段、私たちがしている胸式呼吸は、胸郭があまり大きく広がらないため呼吸が浅くなりがちで、呼吸が浅くなると交感神経を刺激します。

ただし、交感神経が優位になりすぎると体の不調を引き起こしてしまいます。たとえば、交感神経が刺激されることによってやる気がわくのですが、ずっと続けると緊張状態が続くことになり、疲れがとれなくなったり、不眠になったりします。

こういった状態のときに効果的なのが深呼吸です。深呼吸をすると落ち着くのは、深い呼吸をすることで副交感神経が優位になるからです。


腹式呼吸は横隔膜を動かしておこなうので、横隔膜にある自律神経を刺激し、副交感神経を優位にするのに効果的です。

また、腹式呼吸は胸式呼吸より少ない呼吸数で、より多くの空気を体に取り込むことができるという利点もあります。効率よく酸素を取り込んでゆきわたらせることができると、体の機能を回復させるのにとても効果的です。


交感神経と副交感神経はバランスよく働くことが大切です。呼吸も同じで、胸式呼吸と腹式呼吸のどちらがよくてどちらが悪いというものではありません。

胸式呼吸は「やる気をだしたいときに効果のある呼吸法」、腹式呼吸は「リラックスしたいときに効果のある呼吸法」と覚えておくといいかもしれません。

＊肺機能を上げることが健康にもつながる

この章、最後のクイズです。

Q 肺は鍛えることができると思いますか？

A　できる
B　できない
C　若いうちなら鍛えることができる

正解はBです。

肺そのものは鍛えることができません。若くても肺を鍛えることは不可能です。

肺は、年齢を重ねるにしたがって弾性が低下していきます。弾性がなくなってくると、広がった肺は十分に縮むことができなくなるので、十分に息を吐きだせなくなります。息は、吐きださないと吸えないので、吸う空気の量も減ってしまい、息苦しさを感じがちになるという悪循環に陥ってしまいます。

「最近、息切れしやすくなったな」と思ったりしませんか？

それは、呼吸機能が低下して必要な酸素を十分に体内に取り入れることができなくなったせいかもしれません。息切れしやすくなるだけでなく、頭痛や手足の冷えといった不調が引き起こされることもあります。また、糖や脂肪の分解に必要な酸素も不足しがちになるので、力がでなくなったり、体重が落ちにくくなったりすることもあります。

一生続けなければならない呼吸をしっかりするために肺を若々しく保ちたいところですが、肺そのものは若返らせたり、鍛えたりすることはできません。

肺胞は細胞分裂することがないので、数億個という肺胞の数は増えることもなく、入れ替えてリニューアルといったこともできません。どんなにがっちり体を鍛えているトップアスリートでも、肺は私たちと同じ構造で、肺胞の数も変わりません。体力をつけても肺機能は上がりません。

こういう説明を聞くと、「〝いい呼吸〟をしたいのに手遅れなの？」と思うかもしれませんが、そんなことはありません。呼吸筋を鍛えることで、肺を大きく膨らませることができるようになります。それによって肺活量をアップさせることができます。

肺を動かす呼吸筋も、全身の筋肉と同じように20代をピークに衰えていきますが、鍛えることができます。呼吸筋を鍛えれば肺の働きを保ったり、よくしたりすることができるということです。呼吸筋を衰えさせないように鍛えて〝いい呼吸〟をすれば、健康にもつながるのです。

第3章

呼吸法を身につけて若返る！

＊いい呼吸には「鼻呼吸」「腹式呼吸」が重要です

ここまでの話で「呼吸しだいで健康が大きく左右される」ということを理解してもらえたと思います。

では、〝いい呼吸〟をするにはどうしたらいいでしょうか？　この章では、呼吸法について紹介していきたいと思います。

呼吸は普段、無意識のうちにしているので、自分の呼吸についてあまり考えたことがなかったという人も多いと思いますが、ここまでお話ししてきたとおり、呼吸にとって、もっとも基本的で大切なことは、「いい空気を取り入れる」ということと、「効率のいい呼吸をする」ということです。

「いい空気を取り入れる」のに、いちばん効果的なのは何だと思いますか？　それは「鼻呼吸」です。第2章でお話ししたように、「鼻呼吸」は、外から吸い込んだ空気から異物やウイルスをとりのぞいて、体に合った温度と湿度にしてくれるからです。

一方、「効率のいい呼吸」をするのに効果的なのは「腹式呼吸」です。腹式呼吸は、効率よく酸素を体に取り込めるだけでなく、リラックス効果ものぞめるので、心と体の両方に役立ちます。

もうひとつ、「口すぼめ呼吸」という呼吸法があって、これも効率よく呼吸するのに効果的です。

「口すぼめ呼吸」は、口をすぼめながら、ゆっくり吐く呼吸法です。口をすぼめると、息を吐くときにどうしてもゆっくりになるので、自然に呼吸数が少なくなります。そうすると副交感神経が優位になるので、リラックス効果も得られます。

この「口すぼめ呼吸」と「腹式呼吸」は、ＣＯＰＤのリハビリにも用いられているほど効果が認められている呼吸法で、たくさんの酸素を体に取り入れることができます。

あなたは「鼻呼吸」や「腹式呼吸」ができているでしょうか？　できていなかった人は、ここでぜひ身につけてみてください。

呼吸法は、特別な道具も必要なく、誰でもできるものです。呼吸は生きている間ずっと必要なものですから、〝いい呼吸〟をするに越したことはありません。

＊口呼吸になっていないかチェックしてみましょう

本来は、呼吸は鼻ですべきものです。そこで、口での呼吸を「口呼吸」、鼻での呼吸を「鼻呼吸」と呼び、区別しています。

テレビを見たり、スマホの画面を見たりして気を抜いているとき、ぽかんと口をあけているということはないでしょうか？　そのとき、口で呼吸をしています。それが「口呼吸」です。

「そういえば口呼吸になっていることが多いな」と自覚があればいいのですが、寝ているときに口呼吸になっていたり、自分では口呼吸になっていることに気づいていなかったりすることがよくあります。

あなたは口呼吸になっていないか、チェックしてみましょう。

以下の項目で、３つ以上、あてはまるものがあったら、口呼吸になっている可能性があります。

□　慢性的な鼻づまりや花粉症で鼻が詰まっている
□　気づくと、口を開けていることが多い
□　まわりの人よりもカゼをひきやすい
□　口のなかが乾きやすい
□　唇がいつも乾いている

□ 朝起きたときにのどが渇いている

□ 音をたてながら食事をしている

□ 「いびきをかいている」とまわりの人にいわれる

「慢性的な鼻づまりや花粉症で鼻が詰まっている」という人は、鼻呼吸ができないので必然的に口呼吸になってしまいます。治療を受けるなどして鼻づまりを改善し、鼻から呼吸ができるようにしましょう。鼻が詰まっている間は、マスクなどを使って口の乾燥を防ぐのがおすすめです。

「音をたてながら食事をしている」という人は、咀嚼《そしゃく》しているときに唇が開いているために音がでてしまっている可能性があります。

また、口呼吸をしながら食べると、うまく噛めなかったり、飲み込みにくくなったり、飲み込むときにむせたりします。誤嚥や消化障害を引き起こすこともあります。

「朝起きたときにのどが渇いている」「『いびきをかいている』とまわりの人にいわれる」

という人は、寝ている間に口呼吸になってしまっている可能性があります。昼間に激しい眠気や疲労感があるような場合は、睡眠時無呼吸症候群でないか一度調べてみるといいでしょう。

＊口呼吸はＮＧ。鼻呼吸はウイルスから体を守ります

通常は鼻で呼吸をおこなうのが自然ですが、近年はさまざまな理由によって口呼吸をする人が増えてきています。

口呼吸は、運動したときなど、短時間に呼吸回数を増やしたいときに、鼻よりも口のほうが大きく開くことができるので空気を取り入れるのが簡単という利点があります。そういった特別なときには、口呼吸をしがちです。

ところが最近は、そういう特別なときにも鼻呼吸を意識する傾向にあります。

たとえば、欧米のマラソン選手は、レース中に鼻呼吸を意識しています。10年以上前になりますが、２００３年のロンドンマラソンで英国のポーラ・ラドクリフ選手が2時間15分25秒という驚異的な世界記録を打ち立てました。そのときラドクリフ選手はノーズクリップをつけて走っていました。鼻腔を開いて鼻呼吸をスムーズにするために使用していたらしいのです。

昔は、体育の授業などで長距離を走るとき、「吸って吸って、吐いて吐いて（2回吸って、2回吐く）」という呼吸のリズムを教えられたものでしたが、鼻で呼吸するように教えられた人は少ないのではないかと思います。

でも最近は、一般のランナーにも鼻呼吸がすすめられています。

「鼻呼吸は異物やウイルスを取り除くバリアー機能がある」「鼻のなかで適度に加湿・加温したほうが呼吸器にやさしい」といったことが浸透してきたからでしょう。実際のところ、鼻から吸い込まれた空気は、神経を刺激して、上気道の空気の通り道を広げてくれるので、鼻呼吸のほうが多くの空気を吸い込めるのです。

第2章で説明したとおり、鼻呼吸には、異物の除去、吸った空気の加温・加湿などの役割があります。ところが口呼吸では外の空気がそのままのどの奥にまで入ってしまいます。

ウイルスや細菌などの異物が除去されないままの空気を吸うと、取り込まれた異物は体内をめぐり、細胞に炎症を引き起こします。

おおまかにいうと、炎症が咽頭に生じると「急性上気道炎（いわゆるカゼ）となり、炎症が気管に現れると「急性気管支炎」「肺炎」となります。また、アレルゲンが気管に吸い込まれると「喘息」となり、目や鼻にアレルギー症状が現れると「花粉症」ということになります。

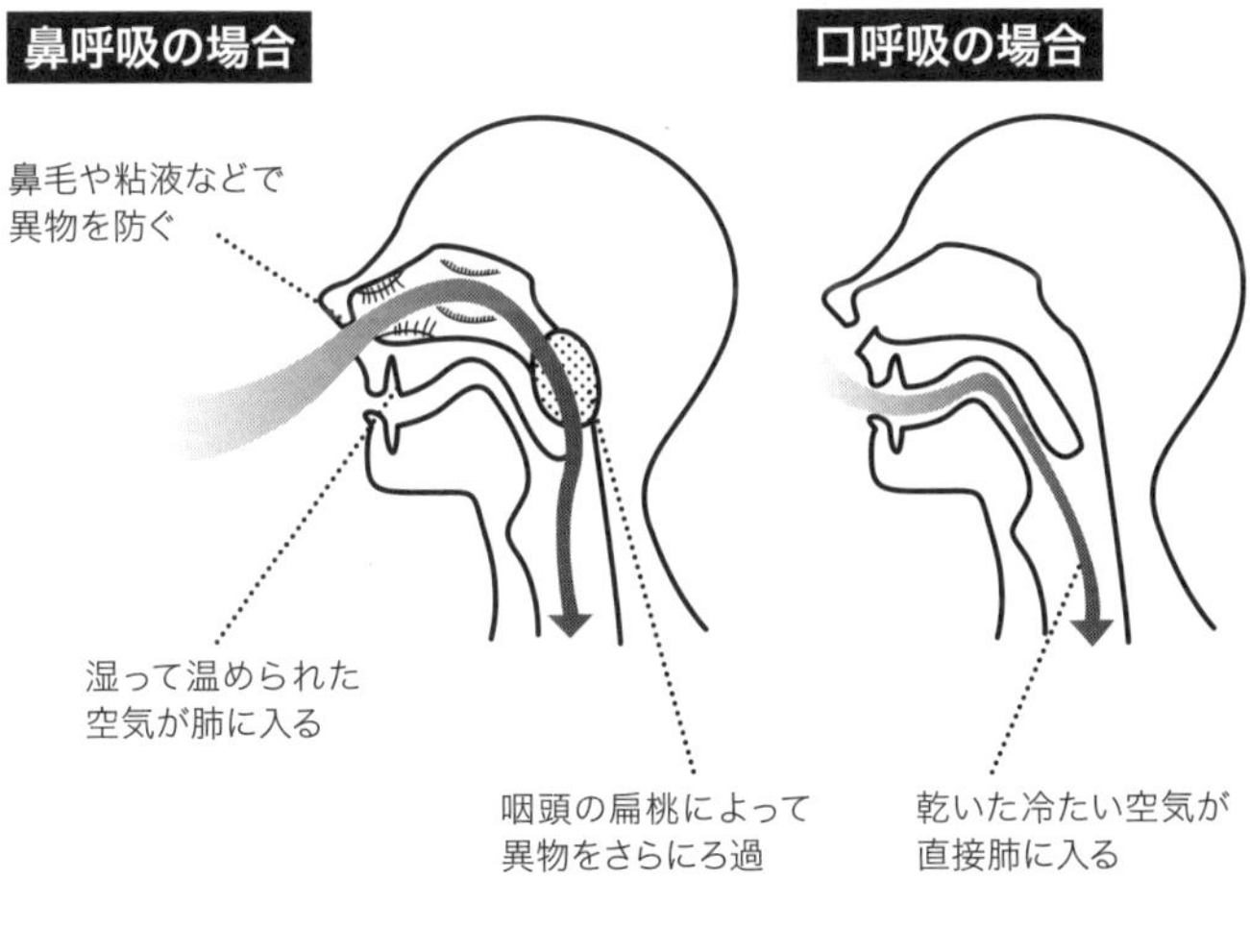
鼻呼吸の場合
口呼吸の場合
鼻毛や粘液などで
異物を防ぐ
湿って温められた
空気が肺に入る
咽頭の扁桃によって
異物をさらにろ過
乾いた冷たい空気が
直接肺に入る

口呼吸をしていると、こういったリスクが高まってしまうのです。

また、口呼吸は、虫歯や口臭の原因にもなるともいわれています。

口呼吸をすると口のなかが乾燥して、唾液の分泌が抑えられてしまいます。唾液には口のなかを潤し、殺菌する作用もあります。口呼吸のために唾液の分泌が減ってしまうと、虫歯になりやすく、口臭の原因にもなるというわけです。

さらに、口呼吸は、いびきや睡眠障害の原因にもなります。

寝ている間に口呼吸をしていると、鼻呼吸にくらべて咽喉が狭くなってしまいます。呼吸の空気がこの狭くなった上気道を通るときに生じる音がいびきです。

つまり、大きな〝いびき〟は気道が狭くなっている危ないサインなのです。

そして、気道が完全にふさがってしまうと「睡眠時無呼吸症候群」を引き起こします。

「睡眠時無呼吸症候群」は、睡眠中に10秒以上の呼吸停止（無呼吸）が1時間に5回以上繰り返される病気です。

睡眠中に息苦しさを感じるだけでなく、日中に激しい眠気や疲労感に襲われたりする深刻な睡眠障害です。起床時の頭痛、夜間頻尿、夜間途中覚醒、不眠、寝汗、集中力低下、インポテンツなどを引き起こすこともあります。日中に眠気に襲われるせいで交通事故のリスクが高まったり、仕事の効率が低下したりすることもあります。

また、酸素不足になるので、動脈硬化を招き、高血圧や糖尿病、脳梗塞や狭心症、夜間心臓突然死のリスクが数倍高まります。認知症のリスクもアップするといわれています。

こうやって考えていくと、口呼吸で得するものはなにもない、といえますよね。

＊鼻呼吸のクセをつけるちょっとしたアイディア5

「つい口呼吸をしている」と気づいた人は、意識しなくても鼻呼吸ができるようになりましょう。

口をあけないで鼻で呼吸するクセをつけることがなによりも重要です。そのためには、口を閉じて鼻で呼吸せざるを得ない状況を自分で強制的につくり、それに慣れていくのがおすすめです。

そこで、「口を閉じて鼻で呼吸せざるを得ない」状況にするための方法を5つあげてみました。これを参考に、自分でやりやすいものを試してみてください。

アイディア1　舌を上あごにつける

口に力を入れて閉じても、長時間そのままの状態を保つのはなかなか難しいと思います。そこで、もっと簡単に口を閉じた状態を保てる方法を紹介します。

口を閉じたまま、舌を、上の歯と歯の裏の歯茎との境目あたりにくっつけてみてください。そうすると自然に口が開きづらくなります。いつのまにかぽかんと口を開けがちという人は、これを心がけるだけで口が自然に閉じるはずです。

アイディア2 鼻歌を歌う

鼻歌は口を閉じないと歌えないので、口を閉じて鼻で呼吸するトレーニングに効果的です。

家事をしながら、散歩をしながらなど、普段の生活のなかでちょこちょこ取り入れてみてください。

アイディア3 アメやガムを食べる

アメやガムを食べている間は口を閉じています。電車に乗っている間など、スマホを見ながらぽかんと口を開けてしまわないように、アメやガムを口に入れてみてください。

アイディア4 口まわりの筋力エクササイズをおこなう

無意識のうちに口が開いてしまうのは、口のまわりの筋力が衰えたせいかもしれません。とくに、普段からあまり大きな口を開けたり、思いっきり笑ったりしないという人は、筋力が落ちている可能性があります。

顔の筋肉をアップさせるためには、できるだけ大きな口を開けて、ゆっくりひとことずつ、「あ」「い」「う」「え」「お」と声をだしていきます。顔の筋肉が疲れると感じるくらい思いっきりおこなうのがポイントです。これを1日10回繰り返してください。

アイディア5 口をテープでとめて寝る

口が開かないように、上唇と下唇を貼ってとめるテープが市販されているので使ってみてください。口を使えず、鼻で呼吸す

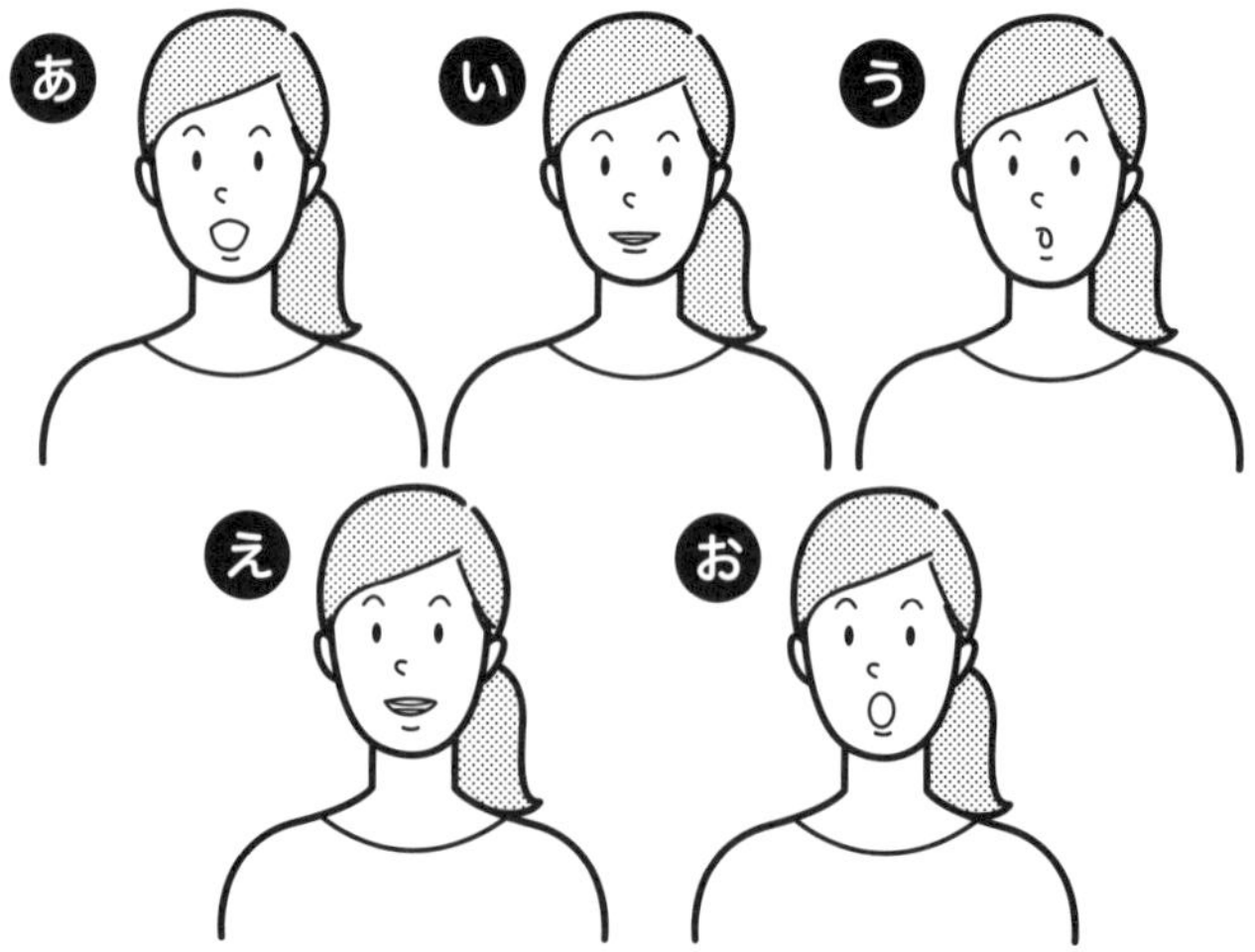

るしかなくなるので、自然と鼻呼吸になります。

鼻が詰まりぎみの人は、睡眠中に鼻腔を広げるテープが市販されているので使ってみてください。鼻がとおり、鼻呼吸がしやすくなります。いびきも止めることができます。

日中、鼻で呼吸するクセをつけると、睡眠中も鼻で呼吸できるようになります。寝るときだけでなく、普段から鼻呼吸をするように心がけることが大切です。

＊幸せホルモンも増える！「腹式呼吸」をマスター

酸素をたくさん体に取り込める「効率のいい呼吸をする」ためには胸式呼吸よりも腹式呼吸のほうが効果的。なので、腹式呼吸のやり方を身につけておきましょう。

あなたは腹式呼吸ができるでしょうか？　じつは、普段つねに腹式呼吸をしているという人は多くありません。

一般的に、男性は腹式呼吸が多く、女性は胸式呼吸が多いといわれていますが、意識をしないと腹式呼吸ができない人が多く、普段は胸式呼吸をしている人がほとんどです。また、パソコンやスマホに集中していると、気づかないうちに姿勢は前かがみになります。そうすると、お腹を十分にふくらますことができないのでおのずと胸式呼吸になっています。

胸式呼吸だと浅い呼吸になります。浅い呼吸が続くと交感神経が優位になりがちで、そういう状態が長く続くと、やがて自律神経のバランスが崩れてしまいます。

そうならないためにも、腹式呼吸を取り入れて、しっかり酸素を取り入れることが大切です。第2章で説明したように、腹式呼吸をして横隔膜を大きく動かすと副交感神経が刺激されて、自律神経のバランスが整います。その結果、体がリラックスして、疲れもやわらぐのです。

また、腹式呼吸はもっとも大きな呼吸筋である横隔膜を使うことで、ゆっくりと深い呼吸をすることができます。このゆっくりとしたリズミカルな刺激は、セロトニンの分泌も促します。

セロトニンというのは、心を癒し、安定感や平常心をもたらす脳内物質で、「幸せホルモン」とも呼ばれるものです。セロトニンが分泌されることで、心が安定し、リラックス効果も期待できるというわけです。

「腹式呼吸」というと、「お腹で呼吸をする」「腹筋を使って呼吸する」といったイメージがあるかもしれませんが、ちょっと違います。腹式呼吸は「横隔膜の収縮によっておこなう呼吸」です。横隔膜を意識しておこなうと、より効果的です。

あおむけに寝ると自然に腹式呼吸になるので、まずはあおむけで腹式呼吸のやり方を確認してみましょう。

※腹式呼吸のやり方

①あおむけになり、片方の手を胸に、もう片方の手をお腹の上に置きます。ひざを軽く曲げると横隔膜が動きやすくなります。

②お腹に置いた手で、お腹がふくらむのを確認しながら、鼻から息を吸い込みます。胸に置いた手は、胸があまり動かないことを確かめます。

③お腹の力を抜いて、吸った時間の2倍の時間をかけて息を吐きます。お腹の上に置いた手で、お腹が元に戻るのを確かめます。

①～③を10回繰り返して、ゆっくり呼吸します。これを1セットとして2セットおこないます。深呼吸ではないので、普通の呼吸でおこなってください。横隔膜の動きを意識するのがポイントです。

①軽くひざを曲げて、手を胸とお腹に置きます

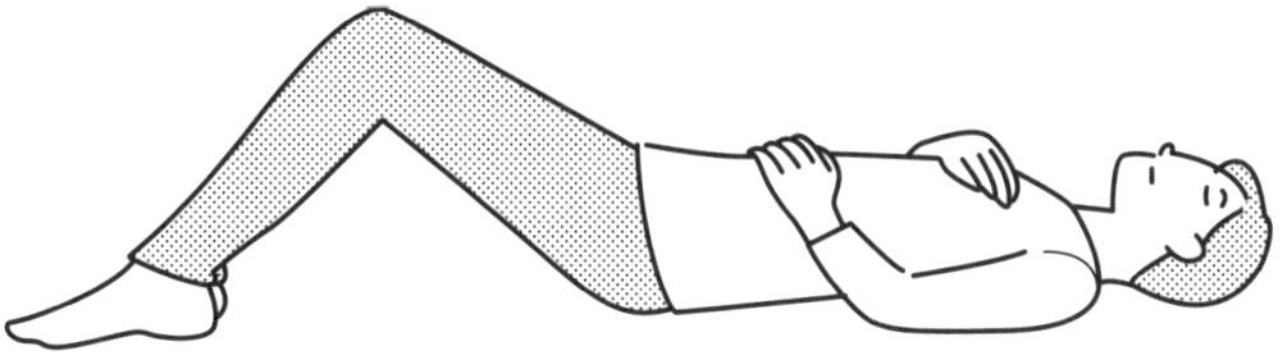

②鼻から息をスーッと吸いこみ、お腹がふくらむのを確認します

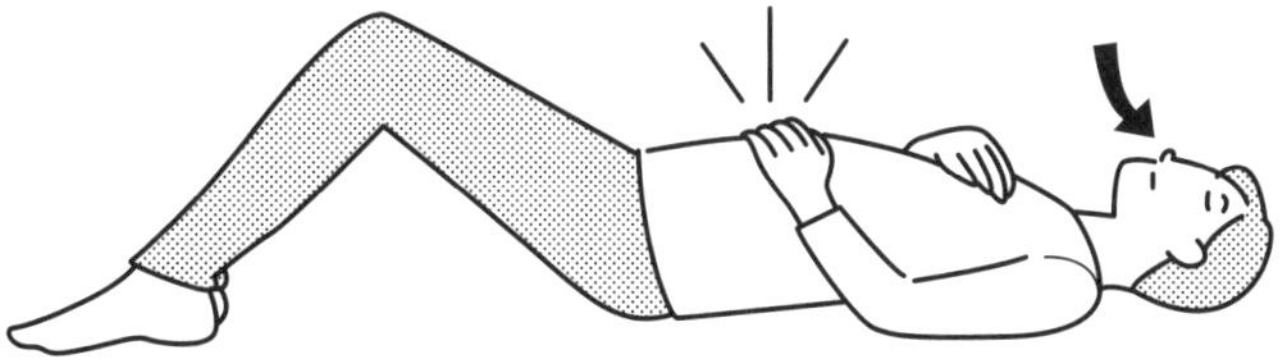

③口をすぼめたら、そのままゆっくり息を吐きだしましょう

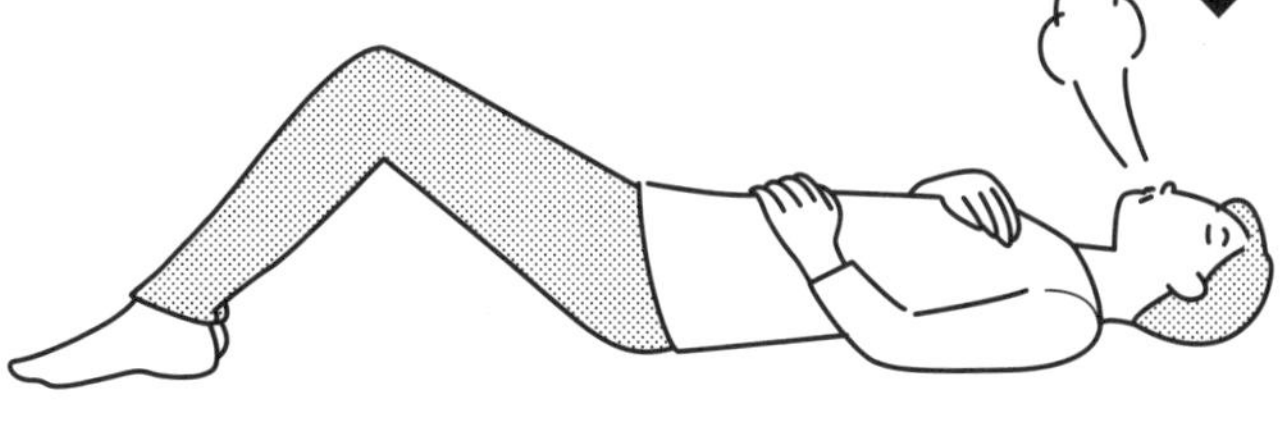

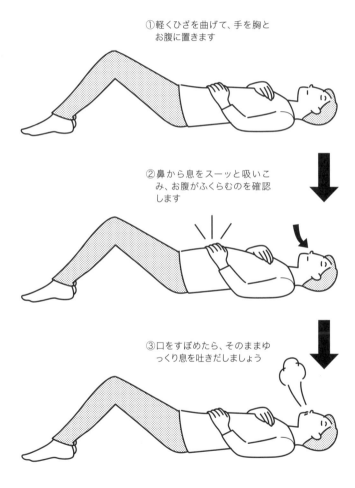

＊〝座ったまま腹式呼吸〟ならいつでもどこでもＯＫ！

あおむけでの腹式呼吸に慣れたら、座ったままでもできるように練習してみましょう。座ったままできるようになれば、外出先や仕事中でも簡単に取り入れられます。リラックス効果もあるので、緊張したり、イライラしたりしたときも、おこなってみてください。

＊座ったまま腹式呼吸のやり方

①イスに座って上体をリラックスさせます。背筋を伸ばしたまま、まっすぐ前を見てください。

②口からゆっくり息を吐きだします。

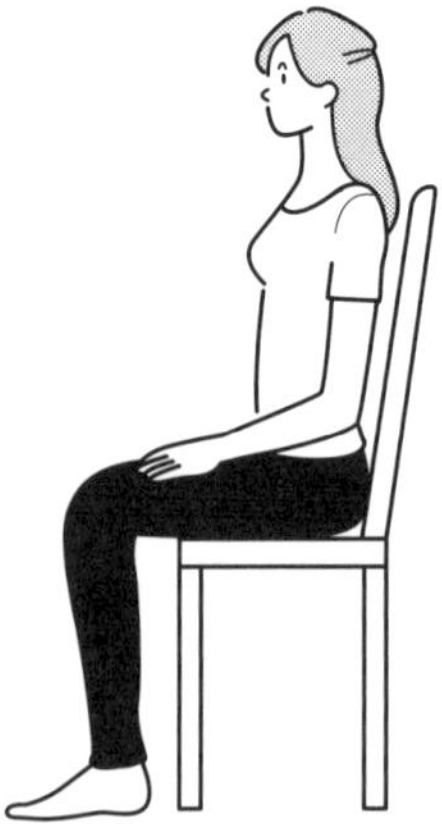

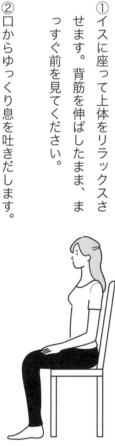

①背筋を伸ばしたままに

そのときお腹がへこむことを意識してください。お腹に手を置いて確認するのもいいでしょう。

③今度はお腹がふくらむのを意識しながら鼻からゆっくり息を吸います。このときお腹に手を置いて、ふくらむのを確認するのもいいでしょう。

④お腹の力を抜いて、吸った時間の2倍の時間をかけてゆっくり息を吐きだします。

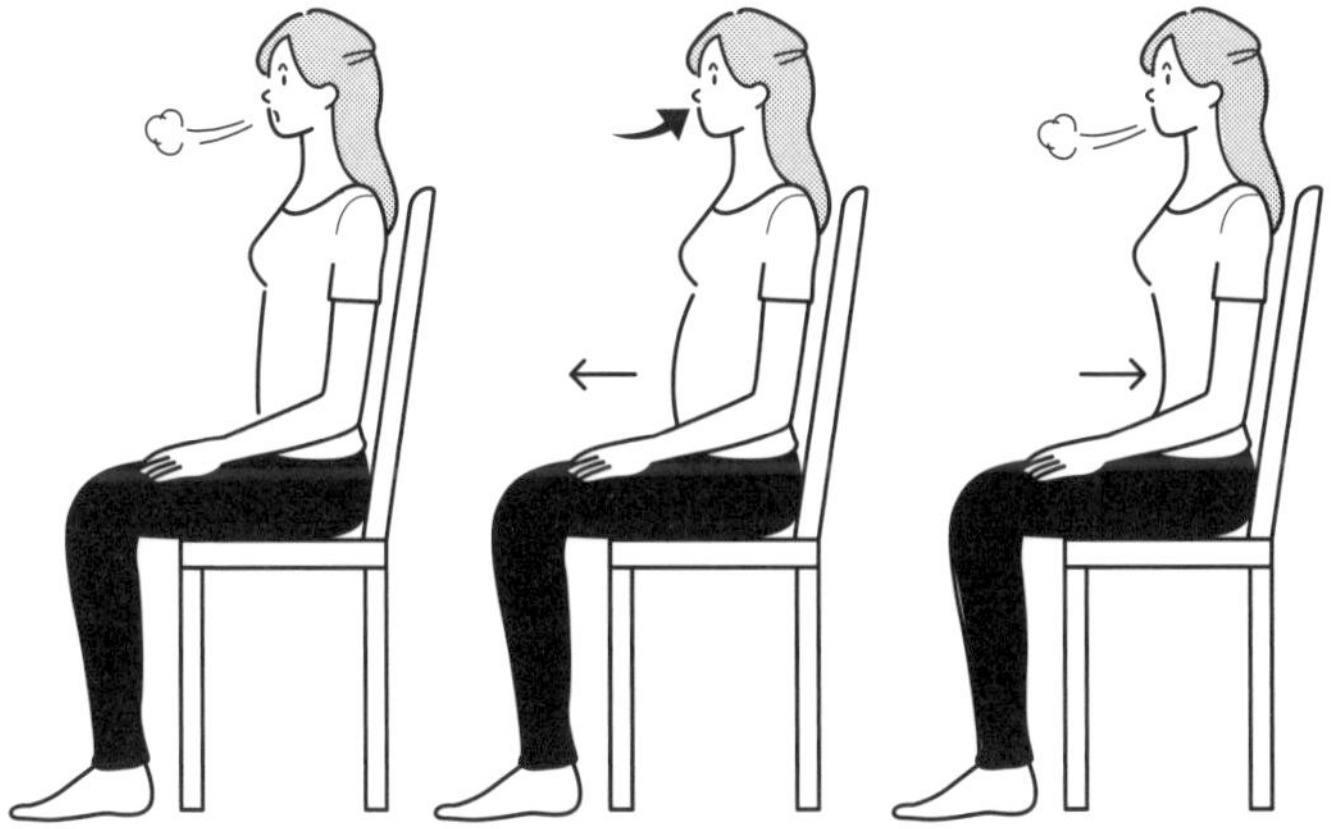

②お腹をへこませるのを意識して…

③今度はお腹がふくらむのを意識

④しばらく息を止め、口からゆっくり息を吐きます

①〜④を10回繰り返して、ゆっくり呼吸します。これを1セットとして2セットおこないます。

これも「あおむけ」の方法と同様に、深呼吸ではないので、普通の呼吸でおこなってください。横隔膜の動きを意識するのがポイントです。

＊最強の腹式呼吸「丹田呼吸法」は癒し効果も絶大

腹式呼吸をさらに発展させた「丹田呼吸法」も紹介します。これは「丹田」と呼ばれる下腹部の奥深くを意識した呼吸法です。丹田は、おヘソの下およそ5㎝のあたりにあるツボで、気力が集まる場所とされています。

丹田を意識して深く大きな呼吸をすることで自律神経が整い、ストレスをやわらげたり、免疫力を上げたりといった効果が期待できます。

また、心も整えることができるといわれ、集中力をアップするのにもとても効果的です。日本でも古くから、禅などの修行で、深い洞察を得るために取り入れられていて、瞑想するときに丹田呼吸をおこなうと、瞑想の効果がさらに上がるといわれています。

丹田呼吸法は、なるべく静かな場所でおこなうのがおすすめです。

また、次のページのやり方の説明イラストのように、イスは背もたれのあるもののほうが適しています。

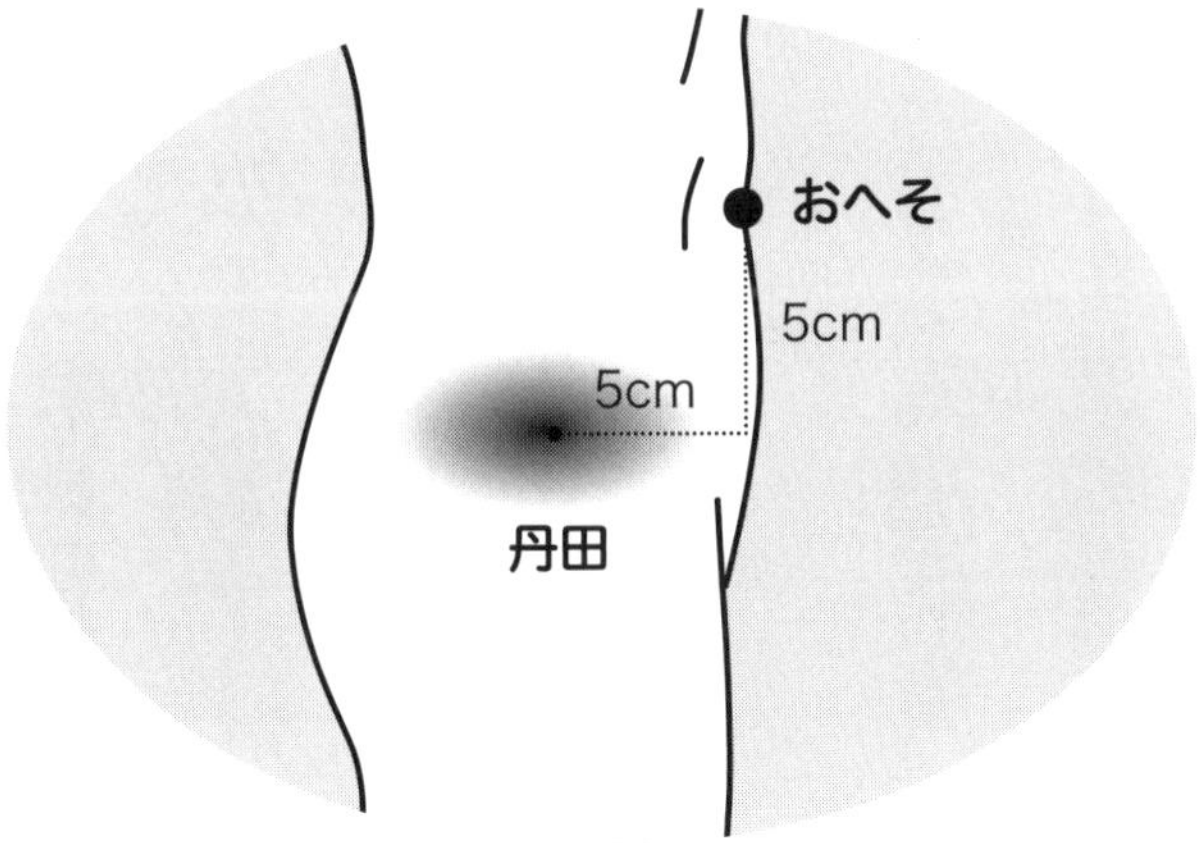

※丹田呼吸法のやり方

①イスに深く腰かけて、軽く目を閉じ、丹田を意識します。このとき前かがみにならないように注意してください。

②丹田を意識したまま、鼻から息をゆっくり吸い込みます。このとき、頭のてっぺんから引き上げるように、背筋や首筋を伸ばしていきます。

③口をややすぼめて細く長く吐きだ

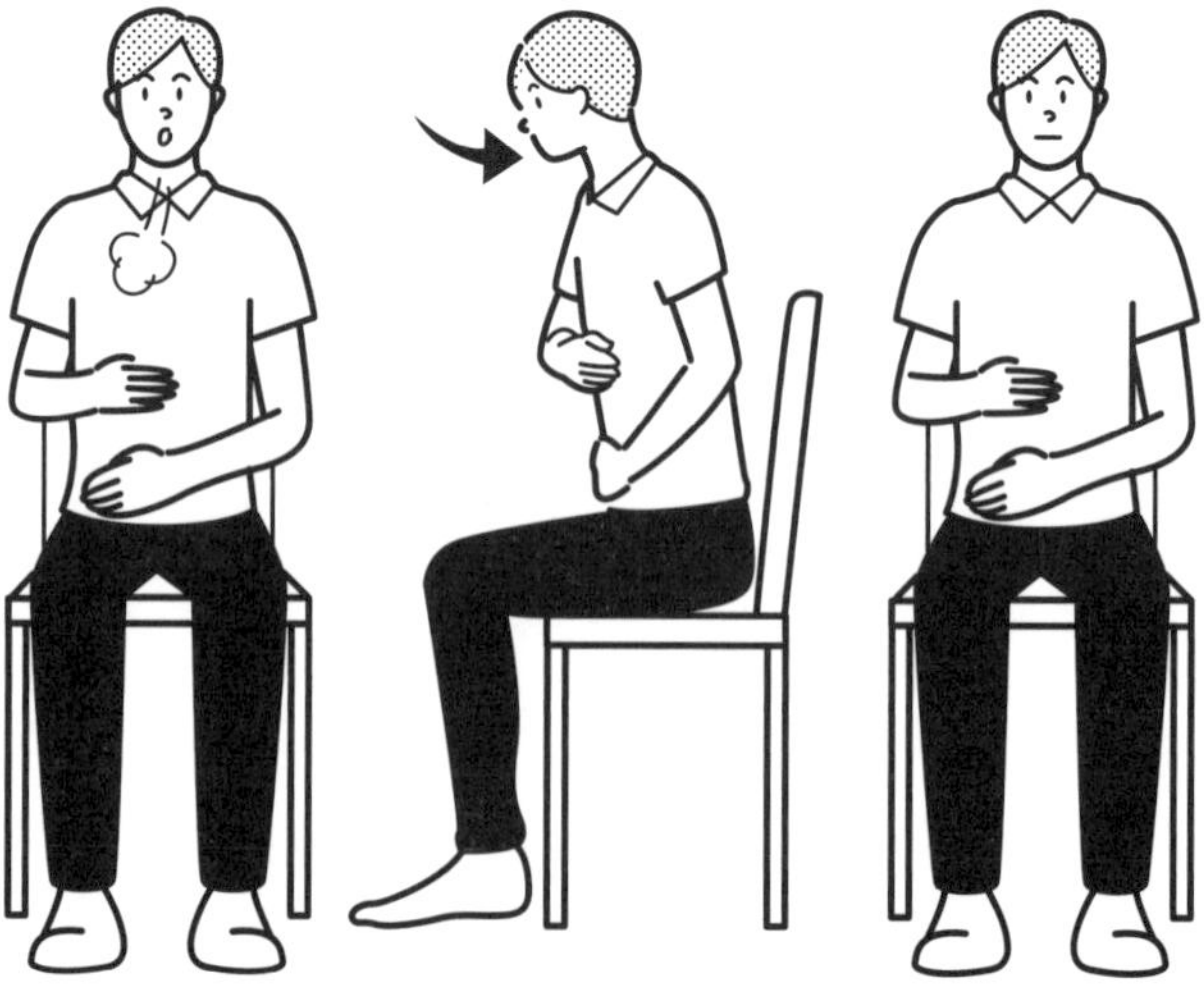

①軽く目を閉じ丹田を意識　②鼻から息をゆっくり吸う　③口から息をゆっくり吐く

しながら、体の緊張をゆるめていきます。このとき、意識は丹田よりさらに下のほうに向けるようにします。息は、吸ったときの2倍程度の長さで吐きます。吐く息は強くしすぎず、目の前にロウソクをイメージしてそれを吹き消さないくらいの強さにしてください。体の力のゆるんだ感じを確かめ、リラックスします。

①～③を丁寧に、5分程度繰り返します。

＊腹式呼吸に「口すぼめ呼吸」を加えて効果アップ

「口すぼめ呼吸」は、COPDのリハビリで、「腹式呼吸」とあわせておこなうことがすすめられている呼吸法です。これも呼吸をラクにする効果があります。

「呼吸が苦しい」というときは、息を吐くときに肺が縮み、気管支などがつぶされて空気が通れなくなることで息が吐きにくくなり、苦しさを感じます。「口すぼめ呼吸」で口をすぼめて息を吐くと、気管支内の圧力が高まり、気管支がつぶされにくくなるので息が吐きやすくなります。

しっかり息を吐くと、しっかり息を吸えるようになります。その相互作用で深い呼吸ができるようになるというわけです。

＊「口すぼめ呼吸」のやり方

① 「1、2」と数えながら鼻から息を吸います。

② 「1、2、3、4」と数えながら、口をすぼめてゆっくりと息を吐きます。このとき、強く口をすぼめ

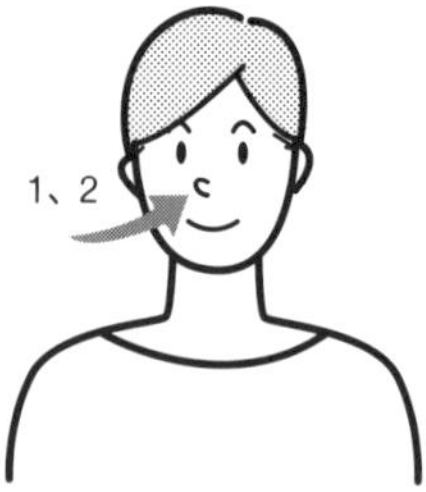

①鼻から息を吸う

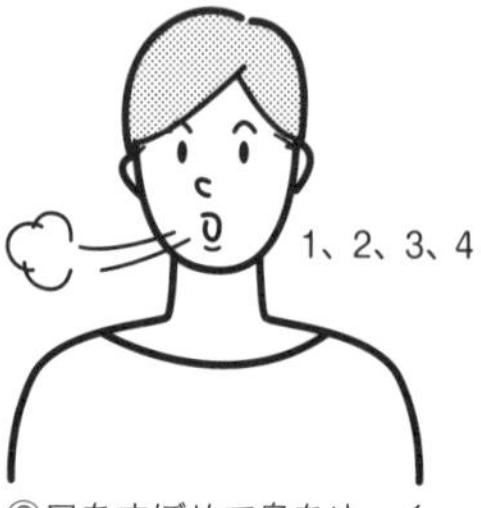

②口をすぼめて息をゆっくり吐く

すぎると息切れすることがあります。ロウソクの火をゆらすくらいのイメージで吐くのがポイントです。慣れないうちはティッシュを口の前に下げておこなうと、息の強さがよくわかります。

①〜②を10回繰り返して、ゆっくり呼吸します。これを1セットとして2セットおこないます。

慣れてきたら、「1、2」と数えながら鼻から息を吸い、「1、2、3、4、5、6、7、8、9、10」と口をすぼめてゆっくりと息を吐きます。吐く時間を長くしていくとより効果的です。

第4章

シチュエーション別に呼吸法を活用！

＊やり方は簡単！　さっそくやってみましょう

　ここまでお話ししてきたとおり、呼吸はヒトが生きていくうえでとても重要で、体にさまざまな効果ももたらします。
　今まで呼吸をとくに気にしていなかったという人も、自分の呼吸について意識が向くようになったのではないでしょうか？

　第3章で呼吸法を紹介しましたが、ほかにもいろいろな呼吸法があります。ヨガや瞑想、太極拳などでも呼吸法が取り入れられていますよね。呼吸にはそれぞれ少しずつ違う効果があるので、それが活用されているわけです。

そこで、この章では、実生活で役立つ呼吸法を紹介します。よくあるシチュエーションをいくつかピックアップして、それに役立つ呼吸法を見ていきましょう。

いずれの呼吸法も、共通しているのは、

- **鼻呼吸で吸う**
- **しっかり吸って、吐く**
- **落ち着いておこなう**

ということです。

呼吸はいつもやっていることなので、難しく考えなくても大丈夫です。ポイントは、きちんとおこなうことができるか、必要なときにスムーズにおこなえるかどうかということです。

呼吸は、特別な道具も必要がないうえに、身につけてしまえばいつでもどこでもできてしまいます。まわりの人に気づかれずにおこなうこともできるので、試験やプレゼンの前などにおこなえば、実力発揮に役立つかもしれません。

ぜひ、あなたの生活に役立つ呼吸法を身につけて、じょうずに活用してみてください。

「緊張や不安を解消したい」ときに

1：2リラックス呼吸法

たくさんの人の前でスピーチをしたり、憧れの人に会ったりするときドキドキしますよね。そういった緊張をほぐすためにこの呼吸法をやってみてください。また、考えごとをして不安を感じたときなども、この呼吸法がおすすめです。心のモヤモヤを晴らす効果があります。

この呼吸法は、「吸う」を1、「吐く」を2の割合でおこないます。腹式呼吸でおこなってください。

緊張すると息を吸う量が自然と多くなるので、体は過呼吸ぎみになります。この呼吸法は、吸うときの2倍の時間をかけて吐くことで、自然に呼吸がゆっくりになります。そうすると通常の呼吸に戻りやすくなり、緊張がほぐれるのです。

また、息をゆっくり吐くとアセチルコリンという脈拍を落ち着かせる物質が分泌されます。その効果で、徐々にドキドキがおさまり、緊張がほぐれてきます。

「1：2リラックス呼吸法」のやり方

①鼻から息を吸いながら1から3まで数えます

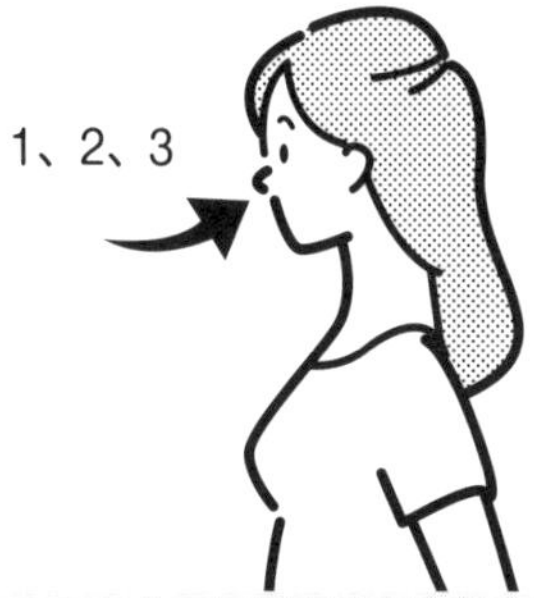

②口をややすぼめて息をゆっくり吐きながら、
1から6まで（①の２倍）数えます

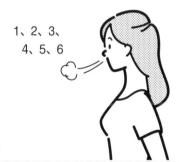

①〜②を5〜7回繰り返します。
慣れてきたら、①でカウントする数を6くらいまで増やしてみましょう

「大切な場面の前に気合いを入れたい！」ときに

1：1テンションアップ呼吸法

試合や試験、仕事で大切なプレゼンがあるといったときに、この呼吸法をして気合いを入れましょう。前述の「1：2リラックス呼吸法」は気持ちをやわらげる効果がありますが、それとは逆で、この「1：1テンションアップ呼吸法」は気持ちを高揚させる効果があります。うまく使い分けてみてください。

この呼吸法は、速いリズムで腹式呼吸を繰り返すことで、交感神経を刺激します。交感神経が活発になると、体の機能が活動的になります。そうするとエネルギーがみなぎってきて、元気がやる気がわいてくるというわけです。

呼吸するときに肺や横隔膜、腹筋などを積極的に動かすため、血行がよくなったり、腹筋が鍛えられたりといった効果も期待できます。

ただし、過度におこなうと、めまいなどを引き起こす恐れがあるので、やりすぎないように気をつけてくださいね。

「1：1テンションアップ呼吸法」のやり方

①イスか床に座ります。
鼻から深く息を吸い、お腹に軽く力を入れて、勢いをつけて「フンッ」と口から息をだします

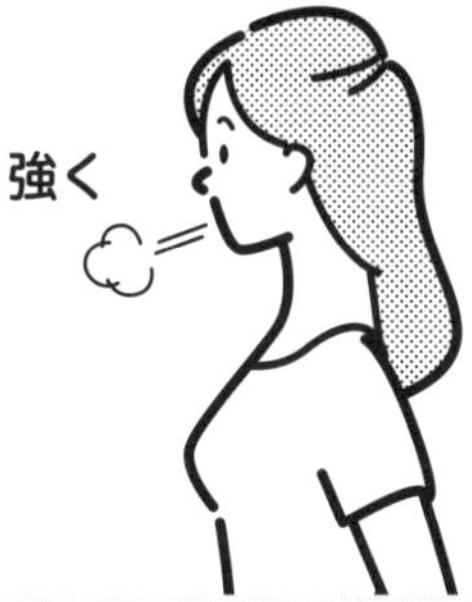

②お腹の力を抜いて、自然に息を吸い込みます

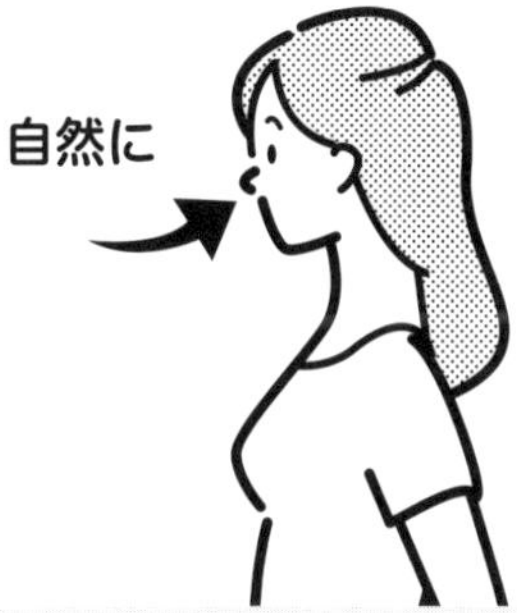

①〜②をリズムよく10回程度、続けます。
続けているうちに浅い呼吸にならないように注意してください。きちんと腹式呼吸をすることがポイントです

「パニック状態を解消したい」ときに

口すぼめ1：5呼吸法

思いがけないトラブルやアクシデントにあって「どうしよう」とオロオロしてしまうようなとき、まずは気持ちを落ち着けることが大切です。そういうときに、この呼吸法をやってみてください。

不安や緊張が高まると胸がドキドキして、速くて浅い呼吸になります。それがさらに進むと、呼吸が苦しくなったり、体が震えたり、手汗がでたりします。

こういったことが起こるのは、速い呼吸のせいで体に酸素がたくさん送り込まれすぎて、血液中の二酸化炭素が極端に少なくなってしまったせいです。

そういった状態をやわらげるには、腹式呼吸で気持ちを落ち着かせながら、酸素と二酸化炭素のバランスを整えていきます。これは、104ページで紹介した「口すぼめ呼吸」

を応用した呼吸法で、息を、より細く、長く吐くのがポイントです。

「口すぼめ1：5呼吸法」のやり方

①「1、2」と数えながら鼻から息を吸います

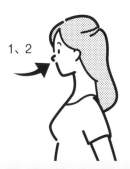

②吸ったときの5倍、1から10まで数えながら、
口をすぼめてゆっくりと息を吐きます。
細く、長く息を吐くようにしましょう

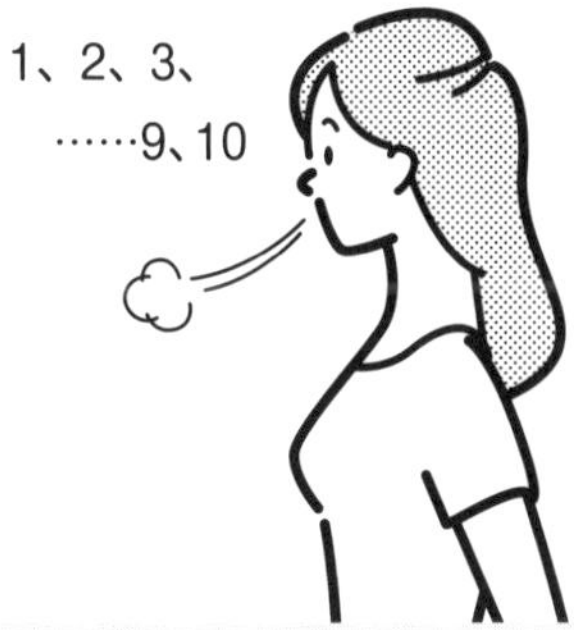

①〜②を10回ほど、ゆっくり繰り返します

「なかなか眠れないときに

4・7・8呼吸法

「なぜか目がさえて眠れない」「明日の大事なイベントのことを考えると緊張して眠れない」といったときにおすすめの呼吸法です。睡眠をしっかりとらないと疲れがとれないので、日中の活動にも影響がでてしまいます。寝つきをよくして、体の元気を取り戻しましょう。

この呼吸法は、20年ほど前に、米国の著名な健康指導者でアリゾナ州立大学のアンドルー・ワイル博士によって提唱されたものです。ワイル博士はハーバード大学医学校出身のため「ハーバード式呼吸法」とも呼ばれています。

高ぶった神経や心を落ち着かせる効果が簡単に得られるとされていて、「1分で眠くなる呼吸法」ともいわれています。

この呼吸法の特徴は、息を吐くことに重点を置いていることです。息をしっかり吐くことで深い呼吸になります。深い呼吸によって副交感神経が優位になり、心身をリラッ

「4-7-8呼吸」のやり方

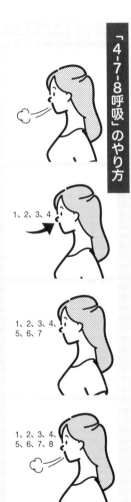

①背筋を伸ばし、イスか床に座ります。舌の先を上の歯の裏側につけて、はじめに息を完全に吐きだしておきます

②口を閉じ、鼻で静かに息を吸いながら1から4まで数えます

③息を止め、そのまま1から7まで数えます

④1から8まで数えながら、口から息を吐ききります

①〜④を1セットとして、4回繰り返します

クスさせることができます。そのため、大事な会議や試験の前など、緊張をやわらげたいときにも活用できます。

ちなみに、かつて安倍晋三総理が「今、『4－7－8呼吸法』という健康法をやっています。これをやると落ち着けるんです。この呼吸法で、国会での野党からの追及にも耐えています」とコメントして注目を集めたこともあります。

「頭をすっきりさせてリフレッシュしたい」ときに
片鼻呼吸

集中して仕事や作業をしたあとなどに「疲れたな」と感じたとき、リフレッシュに効果的な呼吸法です。

これは、もともとヨガの呼吸法として知られているものです。片鼻呼吸は左右の鼻で交互に呼吸をする呼吸法で、カラダのバランスを整える効果があるといわれています。
意識して片鼻ずつ呼吸することで、深い呼吸になります。

「片鼻呼吸」のやり方

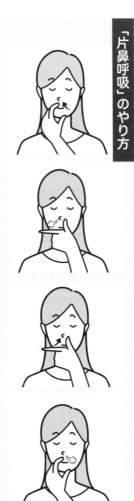

①手はどちらでもかまいません。まずは親指と人差し指で両鼻の穴をふさぎます。右鼻だけ開けて息を吸い込みます

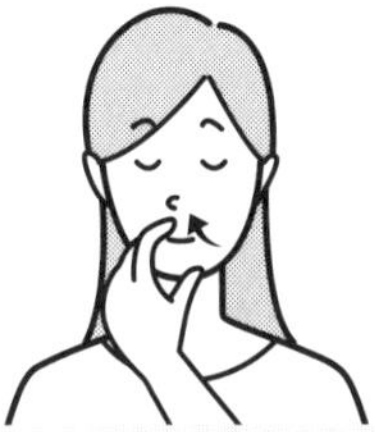

②右鼻をふさいで左鼻を開け、ゆっくり息を吐き、吐ききります

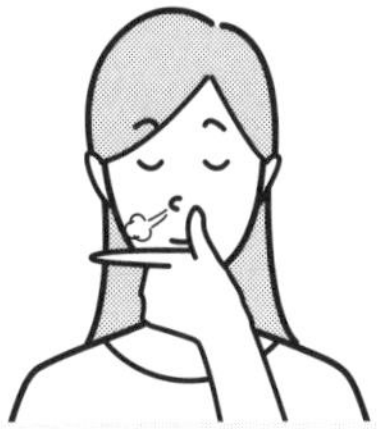

③そのまま左鼻から息を吸い込みます

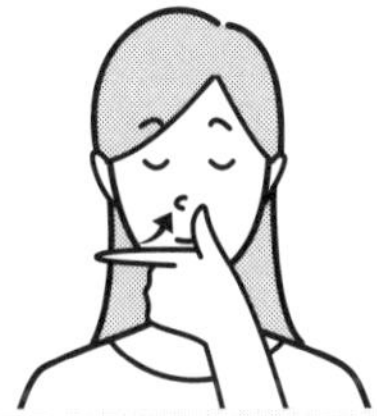

④左鼻をふさいで右鼻をあけ、ゆっくり息を吐き、吐ききります

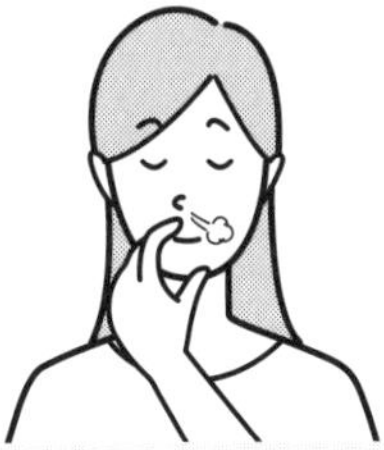

①～④を繰り返し、5分程度続けると効果的です

「気持ちを平静に保ちたい」ときに

システマ呼吸法

「システマ呼吸法」は「緊張する場面に直面したとき、どうやって気持ちを落ち着かせるか」ということを追求して生まれた呼吸法です。

「システマ」はロシアの伝統武術をベースにしたロシアの軍隊格闘技で、相手を攻撃することではなく、自分の体や心を強化することが目的とされています。戦いという究極の状況で自分をコントロールして平常に保つための術というわけです。

そのなかに「システマ呼吸法」と呼ばれる基本の呼吸法があり、システマではもっとも重要視されています。

この呼吸法はシンプルですが、体をリラックスさせて、普段の体の機能を取り戻し、心身のダメージを回復する効果が期待できます。システマでは、緊張をやわらげたり、体力を回復させたりするほか、痛みも軽減させるといわれています。

前述の「1：2リラックス呼吸法」と似ていますが、この「システマ呼吸法」は、胸式呼吸でも腹式呼吸でもOKというところが特徴です。回数も自分の感覚でOK。そのときの感覚や体調に合わせておこなってください。

「システマ呼吸法」のやり方

①軽く口を閉じて、鼻から息を吸います

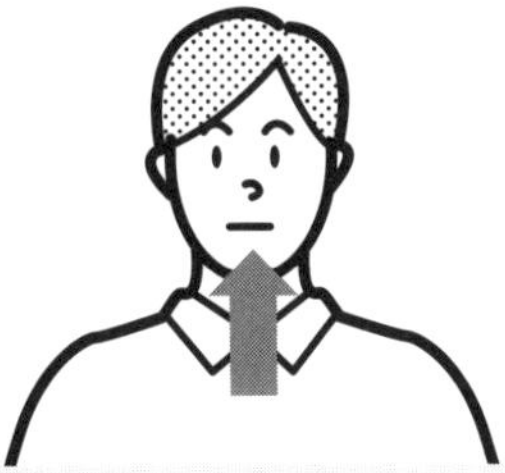

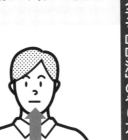

②軽くすぼめた口から、「フーッ」とロウソクの火を消すようなイメージで息を吐きます

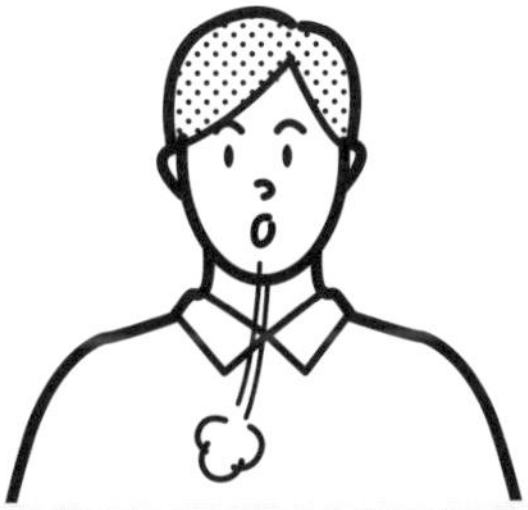

①～②を繰り返し、普段よりも多めの空気を出し入れするつもりで呼吸します。呼吸のペースや深さも決まりはありません。自分に合ったリズムで、しっかり呼吸をおこなうのがポイントです

腹式呼吸がうまくできない人は、腹式呼吸を意識しすぎるとかえってぎこちない呼吸になることがあります。この「システマ呼吸法」なら、腹式呼吸でも胸式呼吸でもやりやすいほうでおこなえばいいので、気軽にできますよね。

ポイントは「息を鼻で吸って、確実に呼吸する」ことです。その点だけ意識しておこなってください。

「カゼによる鼻やのどの不調を解消したい」ときに

蒸しタオル呼吸

「なんだか鼻がムズムズする」、のどが痛くなったりして「カゼかな?」と思うときにおこなうと、症状がラクになる呼吸法です。

カゼや感染症の場合は、鼻の粘膜に炎症が起きます。そういうときは、鼻をかみすぎたりして粘膜に強い刺激を与えるのはよくありません。鼻やのどを温めながらゆっくり呼吸すると、血液の循環がよくなって、鼻づまりや鼻水を改善する効果があります。また、のどの粘膜をタオルの湿気で潤すことで、免疫力を高める効果も期待できます。

最近の米国イェール大学の動物実験の研究では、鼻カゼの代表であるライノウイルスは、33℃でよく増殖し、37℃では増殖が抑制されました。この結果からも、鼻を温めることで、カゼの予防・カゼのさらなる悪化予防になるのです。

「蒸しタオル呼吸」のやり方

①蒸しタオルを用意します。お湯につけたタオルを絞るか、水に濡らしたタオルをレンジで加熱してつくると簡単です

②リラックスした姿勢で、蒸しタオルを30秒ほど顔の上に置いて鼻呼吸をします。
顔にのせる前に、ヤケドしないように蒸しタオルを適温まで冷ましてください

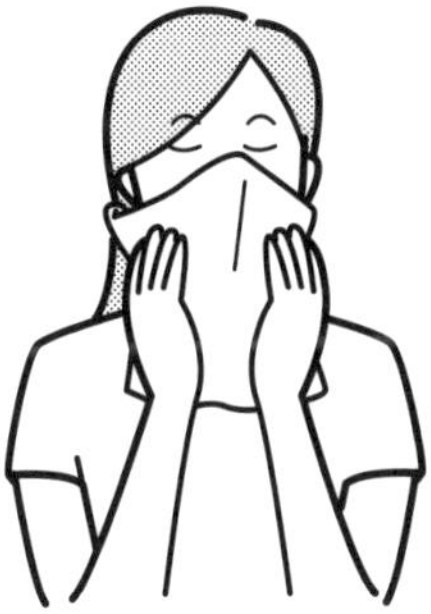

第5章

呼吸筋を鍛えれば肺年齢が若返る！

＊呼吸筋はさまざまな要因で衰えます

ここまで呼吸についてお話ししてきましたが、いい呼吸をするには肺そのものが健康であることも大切です。

呼吸は普段、無意識のうちにしているので、たとえ「最近ちょっと呼吸が苦しいな」と感じることがあっても、「年のせいかな」と簡単に片づけてしまっているのではないでしょうか？

第2章で説明したとおり、肺は自分で動いているのではなく呼吸筋によって動かされています。呼吸筋が弱くなると、酸素を十分に取り込むことができず、息苦しい状態になってしまうのです。

呼吸筋が弱くなる原因としては、おもに次の4つがあげられます。

＊加齢

年齢を重ねるにつれて全身の筋力が衰えていきますが、呼吸筋も例外ではありません。呼吸器や筋肉の疾患がなくても、20歳代をピークに加齢とともに少しずつ低下していきます。

呼吸筋が弱くなると少し動くだけでも息苦しくなります。そのため、息苦しいから動きたくない、動かないからさらに筋力が衰えるという悪循環に陥ってしまいがちです。

＊運動不足

若い年代や働き盛りの年代であっても安心はできません。日ごろから運動不足で呼吸筋を使う機会が少なかったり、タバコを吸っていて肺への負担が大きかったりすると呼吸筋は衰えてしまいます。健康診断などで肺活量が実年齢の平均の数値より低かったりする場合は、呼吸筋が衰えている可能性があります。

＊呼吸器疾患

ＣＯＰＤ、誤嚥性肺炎など肺の機能が衰えるような病気になると、肺が十分にふくらまなくなり、呼吸筋が十分に使えない状態になってしまいます。そのため呼吸が浅くなり、息苦しいから動きたくなくなり、そのせいで呼吸がさらに浅くなるという悪循環に陥ってしまいます。

＊神経や筋肉の疾患

ＡＬＳ、パーキンソン病、重症筋無力症、筋ジストロフィー、脊髄小脳変性症といった神経や筋肉に関わる病気になると、肺の機能は正常でも呼吸筋がうまく使えない状態になります。そのため、十分な呼吸ができなくなり、全身に酸素を運べなくなってしまいます。筋肉の機能を少しでも保ち、できるだけ衰えを防ぐために、呼吸筋を鍛えるリハビリが必要になります。

呼吸筋が弱くなると、体にさまざまな問題を引き起こします。

たとえば、感染症のリスクが高まります。呼吸筋が弱くなると胸にたくさんの空気を吸い込むことができないだけでなく、強いセキをすることができなくなります。そうすると、細菌やウイルスなど体内に侵入しようとする異物をセキで体の外に吹き飛ばすことができなくなるため、感染しやすくなってしまうのです。

さらに呼吸筋が低下すると、「無気肺」という、肺の容積が減少して、肺に酸素が入らなくなったり、もっと重篤な疾患につながったりします。だからこそ、呼吸筋を鍛えることが大切になってくるのです。

＊肺機能は「肺年齢」でチェック

自分の肺の機能がどれくらいかを知りたいと思いませんか？　そのためには「肺年齢」をチェックします。この「肺年齢」は、同じ性別や身長の健康な人と比べて、自分の呼吸機能が何歳に相当するのかを示すものです。

もともとは数値だけでみていたのですが、たとえば診察で「肺活量は以前３０００ccだったけれど、３５００ccになりました。予測値の○％ですね」と数字を並べられても、なかなかピンときませんよね。そこで、「あなたの肺の状態は○歳の人と同じです」といったほうがわかりやすいだろうということで、呼吸器学会でつくった数値の目安です。

クリニックでは、スパイロメーターという呼吸機能を測定する器具を使って、肺活量や1秒量（深く息を吸って、一気に吐きだした1秒間の空気量）などを測定し、肺年齢をだします。

実際に測定してみて自分の実年齢よりかなり上の肺年齢がでてショックを受ける患者

さんもいますが、肺年齢のチェックは、今の状態を知って肺への健康意識を高めるためにおこなうものです。実年齢と同じ肺年齢を目指して、肺機能を向上させるように対策を立てていくことが大切です。

自宅で肺機能を判断できる簡単な方法もあります。

「マッチ吹きテスト」という方法で、ＣＯＰＤの簡易的な検出法として用いられるテストです。息切れやセキがひどい人、タバコを吸っている人は、自分の肺機能の程度を知るためにやってみてください。

＊ マッチ吹きテスト

マッチに火をつけて口から20cm離した位置にもっていき、口を開いた状態で「ハア〜」と勢いよく息を吐いて火を吹き消します。このとき、口を開いて息を吐くのがポイントで、口をすぼめないようにしてください。

火を吹き消すことができたら、最大換気量は60ℓ／分以上、１秒量は１・６ℓ以上あるとされています。火を吹き消すことができない場合は、肺機能の低下が考えられるので病院でみてもらうことをおすすめします。このマッチ吹きテストを試すときは、やけどをしないように十分注意してください。

＊ティッシュ飛ばしテスト

イスに腰かけ、背筋を伸ばした姿勢と、猫背の姿勢で、腕を伸ばして手で持ったティッシュペーパーに息を吐きかけてみてください。背筋を伸ばした姿勢のほうが強く息を吐けて、ティッシュペーパーを飛ばせるのがわかると思います。姿勢によって、吐く力、つまり肺年齢が変わるのを、自宅でも体験できます。

肺機能をチェックするには、テーブルの上、１・５メートルから２メートルほど先にティッシュペーパーを置き、吐いた息で吹き飛ばせるか試してみてください。このテストを、毎回同じ条件で定期的におこなうと、肺機能の低下・向上を実感できます。

＊肺年齢が若返る呼吸筋ストレッチ

肺年齢が実年齢とかけはなれて高かったとしても、肺そのものを若返らせることはできません。ガス交換をおこなう細胞の数や大きさは成長の途中で決まるので、大人になってから数や大きさを変えることができないからです。

ただし、肺そのものは鍛えられませんが、呼吸筋を鍛えることで肺年齢を若くすることができます。肋間筋（呼吸筋）を鍛えると、肺を大きくふくらませることができるようになるので肺活量がアップします。

肺に病気やトラブルがなくても20歳くらいから肺機能は低下していくため、呼吸筋を衰えさせないように鍛えていきましょう。

呼吸筋を鍛えるのに効果的なストレッチを紹介します。これらはそれぞれ呼吸筋を鍛えるのに有効なストレッチで、呼吸リハビリテーションでも用いられているものです。

これを私のクリニックの患者さんに実際におこなってもらったところ、肺年齢が若くなっただけでなく「肩こりがラクになった」「歩くのがラクになった」など、オマケの効果があったと聞きました。前述のとおり、呼吸が苦しいという患者さんは姿勢が悪くなっていることが多いため、肩こりや腰痛に悩まされているケースも多いのです。

そこで、私なりに、「肩こりをやわらげる」「腰痛をやわらげる」「体幹を鍛える（姿勢をよくする）」という3つの目的別に、2つずつストレッチを組み合わせてみました。自分に合うものを選んでやってみてください。もちろん、この6つのストレッチはいずれも呼吸筋を鍛えるのに有効ですから、好きなストレッチを自分で選んでおこなってかまいません。

呼吸筋ストレッチ体操

肩こりにも効果が期待できる呼吸筋ストレッチ

AとBを数回繰り返します

A 肩の上げ下げ

①足を肩幅に開き、背筋を伸ばし、リラックスして立ちます。

②鼻から息をゆっくり吸いながら、両肩をゆっくり上げます。

③息を吸いきったら口からゆっくり吐きながら両肩をおろしていきます。

※②③の呼吸がポイントです

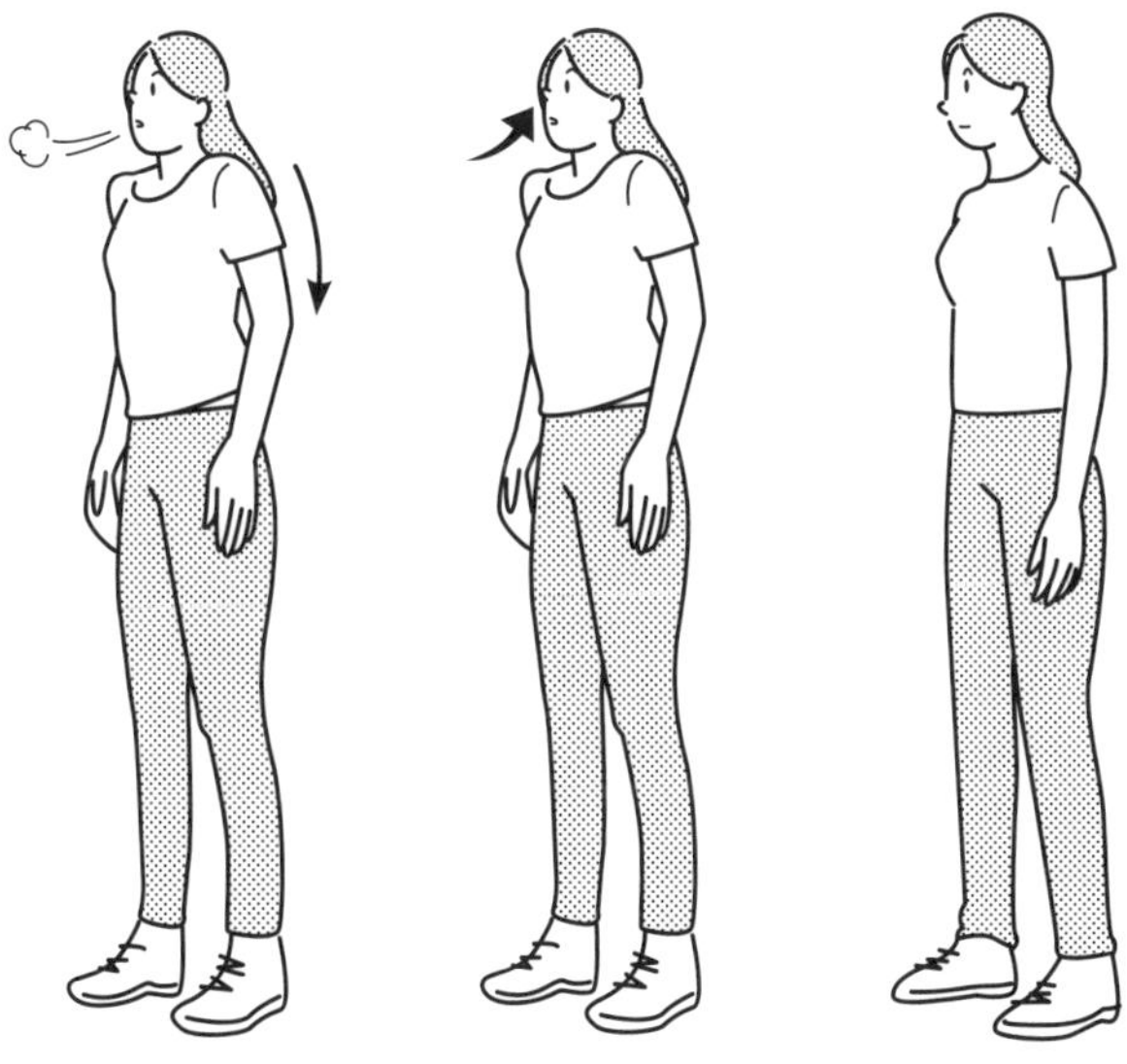

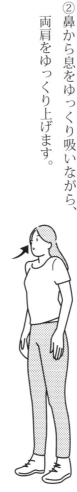

B 胸の呼吸筋ストレッチ

①両手を胸の上にあて、息をゆっくり吐きます。

②息をゆっくり吸いながら、両手で胸を押し下げます。

③息を吸いきったら、ゆっくり吐きだします。

※②の呼吸がポイントです

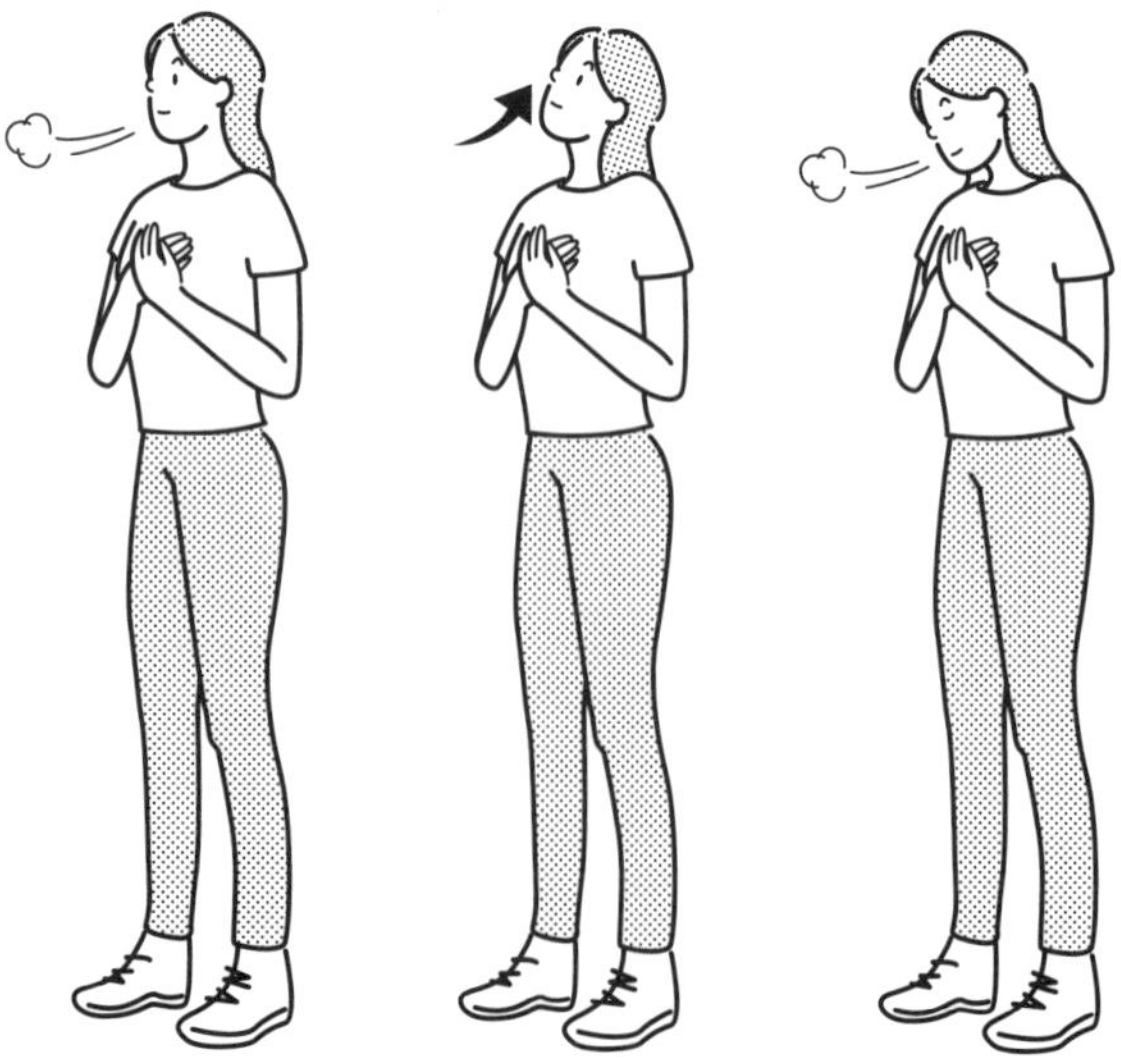

腰痛にも効果が期待できる呼吸筋ストレッチ

CとDを数回繰り返します

C 呼吸筋ストレッチ

①両手を頭の後ろで組み、息をゆっくり吸います。

②息をゆっくり吐きながら、腕を引っ張り上げるように伸びあげます。

③首を前につきだし、腕を後ろに引きながら息を吐ききります。

※②③の呼吸がポイントです

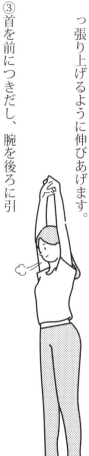

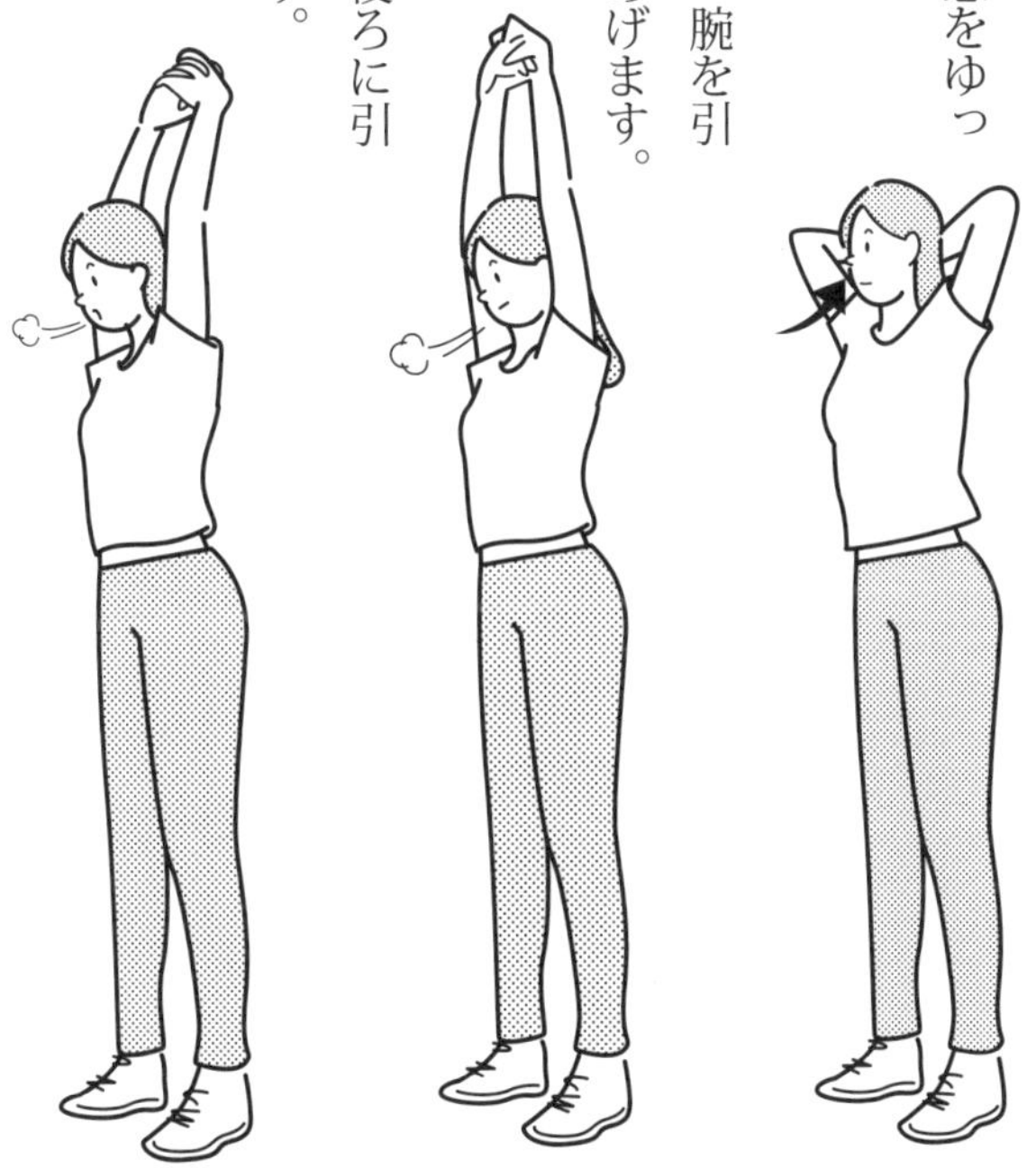

D 背中と胸のストレッチ

①胸の前で両手を組み、息をゆっくり吐ききります。

②息を吸いながら、腕を前に伸ばして背中をまるめていきます。

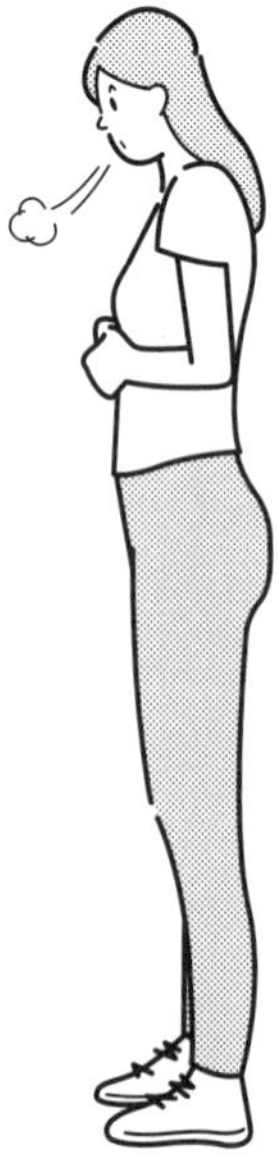

③息をゆっくり吐きながら、腕と背中を元に戻していきます。

※②の呼吸がポイントです

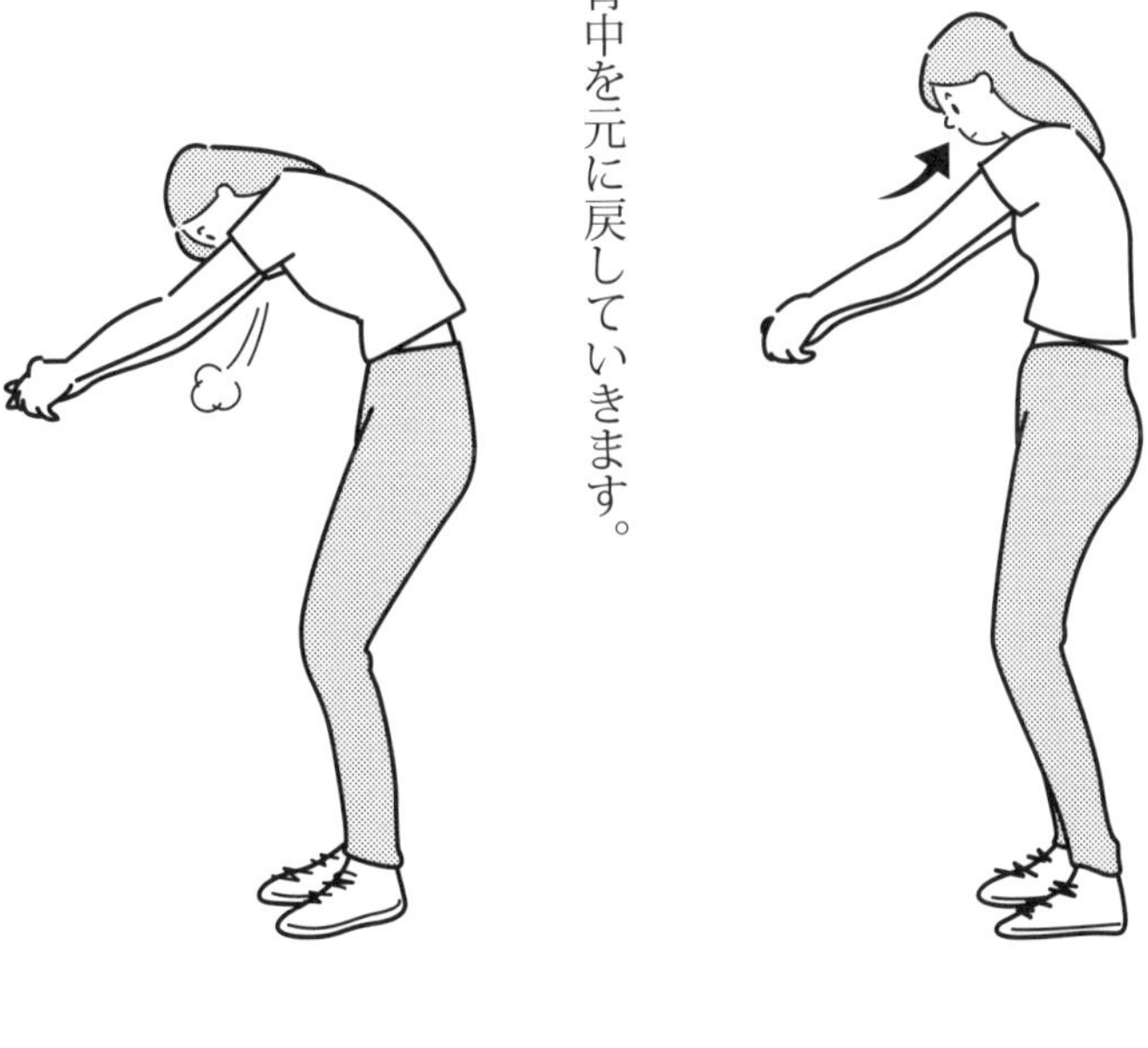

体幹を鍛えるのにも効果が期待できる呼吸筋ストレッチ　EとFを数回繰り返します

E　腹部・体側の呼吸筋ストレッチ

①片手を頭の後ろ、もう片方の手を腰にあて、鼻からゆっくり息を吸います。

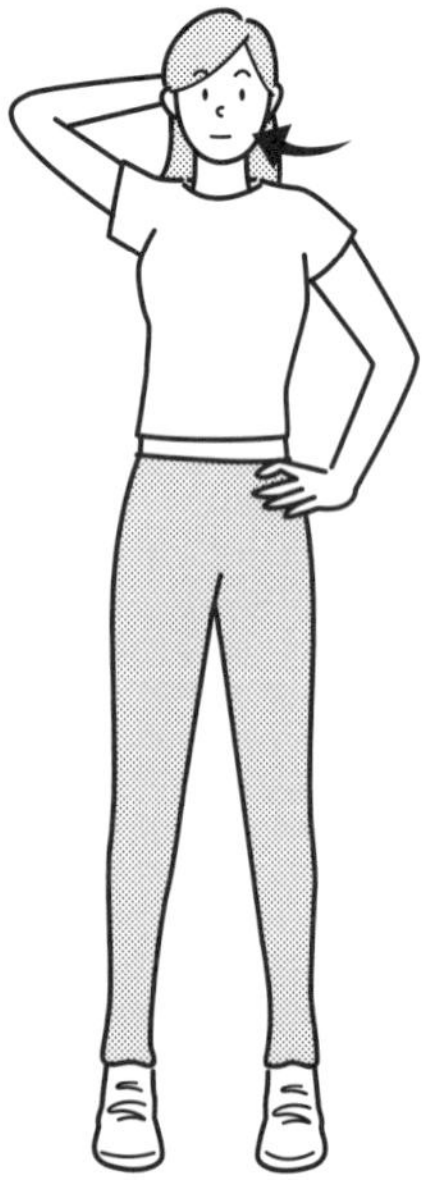

②息を吐きながら、頭にあてた手のひじを上げます。

③息を吐ききったら手を入れ替えて、反対側の体側も同様に伸ばします。

※②の呼吸がポイントです

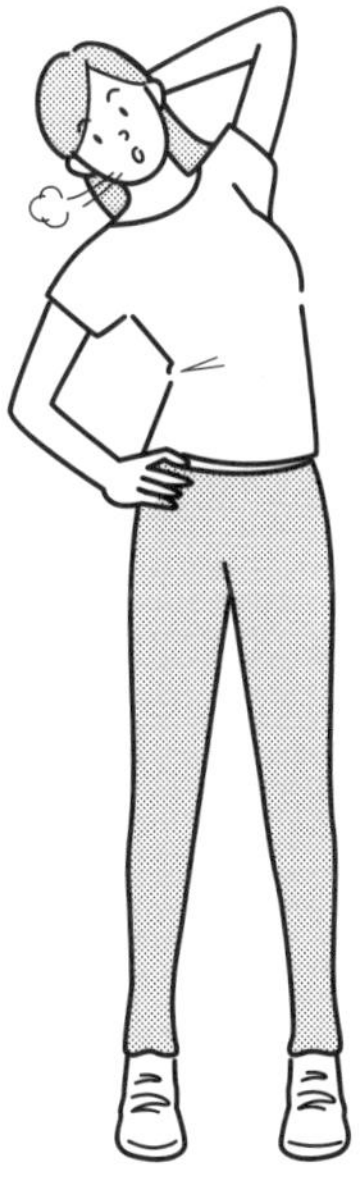

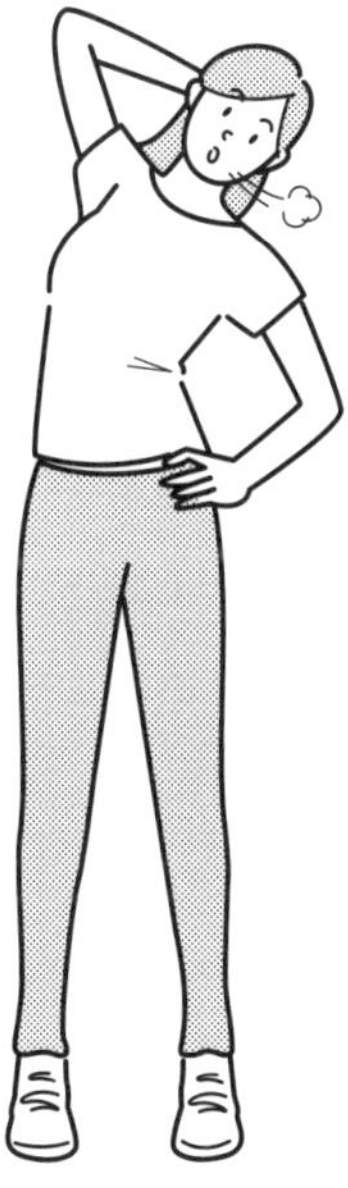

F 胸壁の呼吸筋ストレッチ

①両手を腰の後ろで組み、リラックスして立ちます。

②息をゆっくり吸いながら、両肩を前方に閉じていきます。

③息をゆっくり吐きながら両手を伸ばして上にあげ、両肩を斜め上のほうに引っぱります。

※③の呼吸がポイントです

出典：日本呼吸管理学会・日本呼吸器学会・日本理学療法士協会の呼吸リハビリテーションマニュアル、本間生夫『呼吸を変えるだけで健康になる』（講談社＋α新書 2011年）より改変

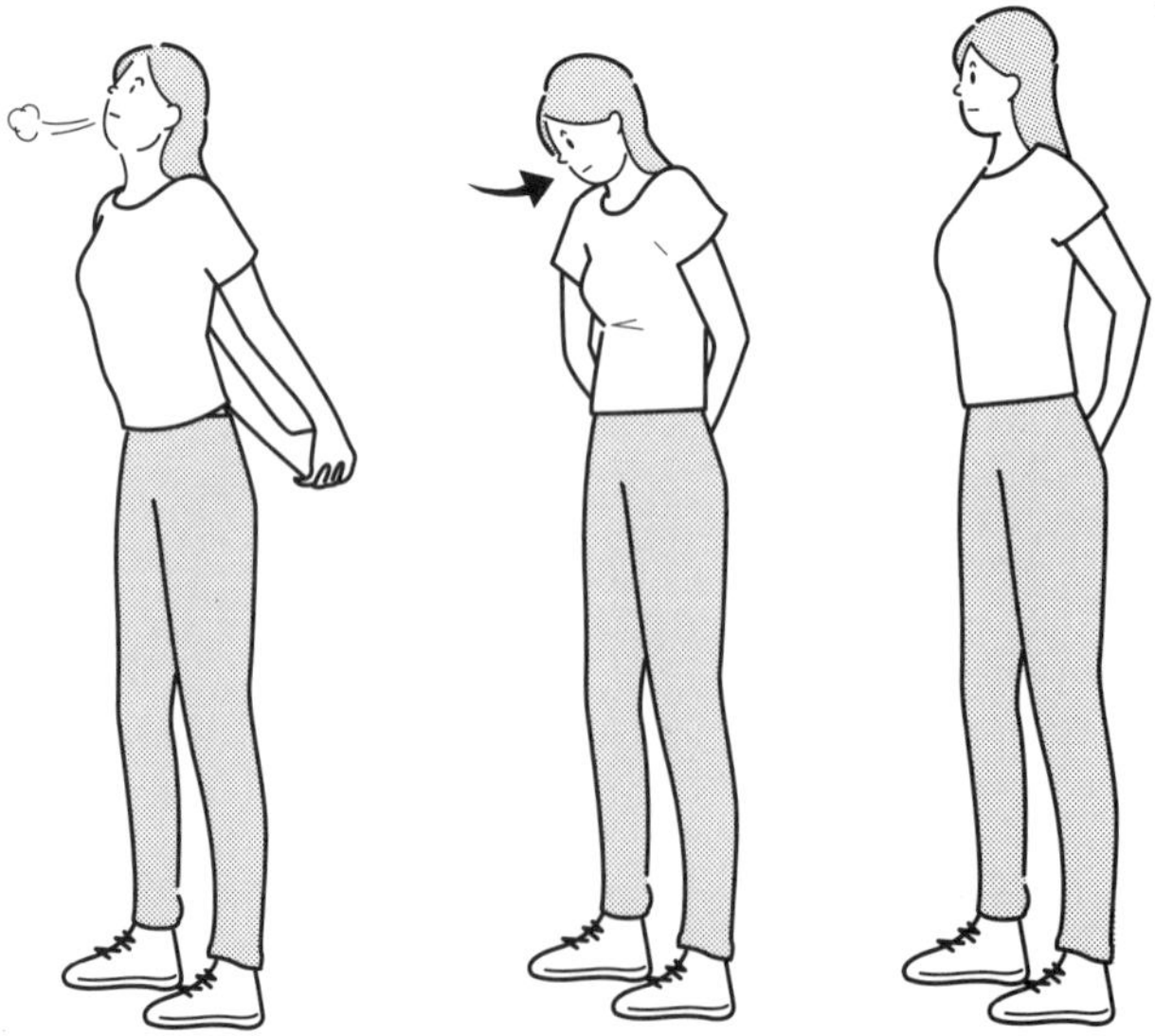

＊食べ物も肺年齢を左右するので注意！

食べ物も肺の健康に影響を与えます。

ソーセージやハムのような加工肉はＣＯＰＤの発症を高めたり、肺機能を低下させたりするといわれています。ただ、まだ研究途中なので、悪影響を心配するよりも、さまざまな種類の食品を取り入れた健康的でバランスのいい食事をすることが大切です。

肺を健康に保つには、野菜や果物をとると効果的だといわれていますが、呼吸器の粘膜の免疫力を高め、筋肉づくりをサポートする作用のある栄養素をとるのが大事です。

そういった効果が期待できるのがビタミンAです。ビタミンAは、肺の粘膜を強化し、細菌やウイルスに感染するのを防ぎます。抗酸化ビタミンでもあるので積極的にとりたい栄養素です。モロヘイヤ、ニンジン、パセリ、ほうれん草などに含まれています。レバーなどにも多く含まれていますが、脂肪をとりすぎないようにしてください。

また牛乳やヨーグルトなどの乳製品も、抗菌作用や、細菌の増殖をおさえる働きがあるといわれています。

＊まずは2週間、チャレンジしてみましょう！

肺の健康が気になりはじめたら、この「呼吸筋ストレッチ」と「肺にいい食べ物」を組み合せて2週間トライしてみてください。

ストレッチは、自分に合うもの、好きなものを選べばOK。食べ物は、難しく考えず、牛乳や野菜ジュース、ヨーグルトなど手軽なものを取り入れてみてください。

2週間続けると、多少なりとも息苦しさは軽減するはずです。テレビ番組「林修の今でしょ！講座」で林修先生にこのストレッチを10回を1日2セット、2週間おこなってもらったところ、なんと肺年齢が12歳も若くなりました。

もし2週間続けても息苦しさが変わらない場合は、受診をおすすめします。

第6章

呼吸や肺に関するQ&A

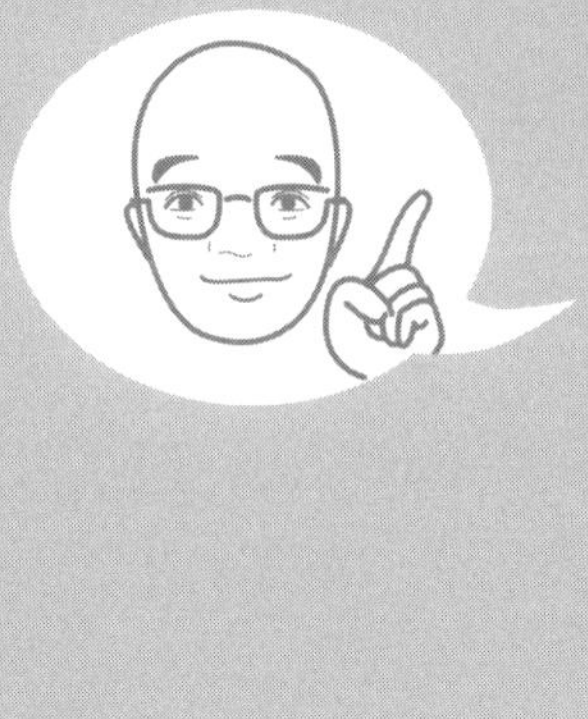

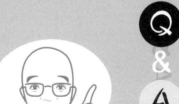

ここまでで、呼吸や肺がどれだけ重要かということがわかってもらえたと思います。重要なだけに、ちょっとしたトラブルにも気づいて、できるだけ早くケアすることが大切です。

そこで、ここでは患者さんやまわりの方たちからよく聞かれる質問をまとめてみました。同じような疑問を見つけたら、参考にしてみてください。また、すでに説明ずみの内容もありますが、気になる項目をもう一度確認してみてください。

Q 運動しているときは口呼吸になってしまいます。運動中も鼻呼吸のほうがい

いのでしょうか？

A

鼻呼吸のほうが深い呼吸ができます。

運動中に口呼吸になるのは、口呼吸のほうが早く呼吸ができるからです。口呼吸は回数を多くできるので、たくさん空気を取り入れられるような感じがすると思います。でもじつは、深く息を吸えるのは鼻呼吸なんです。

鼻から吸い込まれた空気は鼻の粘膜の神経を刺激して、空気の通り道となる上気道を広げます。1回の換気量が大きくなり、より効率的に空気を取り込むことができます。医学論文もあるので、本当ですよ。

欧米のスポーツ選手などがノーズクリップをつけているのを見たことがあると思いますが、あれは鼻腔を広げて鼻呼吸をサポートしているのです。

Q 呼吸はダイエットにも効果がありますか？

A ありますね。呼吸機能が上がると「痩せやすい体」になります。

いい呼吸をして体にたくさんの酸素を取り込むと、脂肪がよく燃焼します。一方で、血流もよくなって内臓機能も活性化します。そして、より多くのエネルギーが消費されます。これを「基礎代謝が上がった」といいます。

基礎代謝とはじっとしているときに消費されるエネルギーのことです。1日あたり、30〜49歳だと男性1500キロカロリー、女性1170キロカロリー、50〜69歳だと男性1350キロカロリー、女性1110カロリーとされていて、1日のエネルギー消費量のうち60〜70％が使われています。

つまり、基礎代謝量が上がるということは、特別な運動をしなくてもたくさんのエネルギーが消費されるということで、食べたものを効率よく消化することができて体にため込むことがありません。これが「痩せやすい体」ということです。

また、筋肉量が増えると基礎代謝量もアップします。呼吸筋を鍛えることも効果的です。

先日、テレビ番組で女優の由美かおるさんとご一緒させていただきましたが、昔から変わらない美しさでした。番組内で由美さんの健康法が紹介され、それは「呼吸法」「食事」「ショッピング」の3つということでした。なかでも、「とくに呼吸法が大切」と強調されていたのが印象的でした。

由美さんは毎朝30分、「西野式呼吸法」という呼吸法をしているとのことでした。この呼吸法も、原理は深く吐いて、吸うという呼吸法で、この本で紹介してきた〝いい呼吸〟と同じです。

由美さんはこれで、体重も含めて体型を50年間変わらないまま維持しているそうです。その見事なプロポーションを見れば、呼吸法の効果のほどは明らかですね。

Q 階段や坂道を上るとき以前より息が切れます。病気でしょうか？

A それまでとは違う息苦しさを感じたら要注意です。

息切れするのは、体が酸素を欲しているということです。心臓をはじめとした内臓が酸素を必要として取り込もうとしているわけなので、落ち着いたところで呼吸回数は減ってきます。人間の生理現象です。

問題になるのは、その息切れが、それまでよりひどいものかどうかということです。最近、息切れがひどくなったという場合は、原因は2つ考えられます。1つは呼吸筋の低下を含めた老化の可能性、もう1つは肺の病気（喘息、COPD、気胸、肺炎、肺がんなど）か心臓の病気（心不全など）、まれには血管の病気（肺血栓塞栓症、いわゆるエコノミークラス症候群など）、血液の病気（貧血など）、甲状腺の病気の可能性です。それまでとは違う息苦しさを感じたら注意が必要です。

たとえば、「半年前までは平気だった運動で息苦しさを感じるようになった」「半年前は階段を3階分上がっても苦しくなかったのに息が切れるようになった」、そういったことを感じたら病院に行ってみることをおすすめします。

「それまでと違う」ということが重要です。

Q 息が「ゼーゼー」します。どんな病気が考えられますか？

A 「気管支喘息」や「COPD」「心不全」が疑われます。

「ゼーゼー」するときは、まず気管支喘息が疑われます。

また、長期間、喫煙していた人が歩いたり、ちょっと走ったりしたときに「ゼーゼー」するという場合は、COPDの可能性があります。また、心不全でも息が「ゼーゼー」することがあり、心臓喘息ともいわれます。治療法が異なるので、気管支喘息と自己判断はしないでください。

息が「ゼーゼー」するのが気になったら、できるだけ早く受診しましょう。診察のとき、どんな時間帯に「ゼーゼー」するのか、どのようなことをすると「ゼーゼー」が悪化するのかといったことを医師に伝えるようにすると診断に役立ちます。

Q 突然、呼吸が苦しくなりました。病気でしょうか?

A 注意が必要です。診察を受けてみてください。

激しい運動をするなど呼吸が苦しくなるような理由がないのに息苦しさを感じるのなら、病気が原因の場合があるので注意が必要です。

考えられる病気をあげてみましょう。

喫煙歴のある高齢者ならＣＯＰＤの急性増悪《ぞうあく》、若い人なら気胸の可能性があります。

「増悪」というのは、セキが増える、タンの量が増える、タンの色が濃くなる、息切れが強くなることをいいます。

夜間から朝方に「ゼーゼー」するのなら「気管支喘息」かもしれません。

また、いわゆる「エコノミークラス症候群」のように、静脈にできた血の塊が、立ちあがったときに肺の血管まで流れていって詰まり、突然呼吸が苦しくなることもあります。その他に、「心不全」「胸膜炎」「肺がん」でも呼吸が苦しくなることがあります。

呼吸が苦しくても、意識もはっきりしていて歩ける場合は、病院に行って診察を受けてください。意識がもうろうとしたり、脈が速くなって冷汗がでたりする場合は、救急病院に搬送してもらってください。

呼吸があまり苦しくなくても胸に激しい痛みがある場合は、急いで受診することをおすすめします。

Q よく「過呼吸」と聞きますが、「過呼吸」とは何ですか？

A 必要以上に呼吸してしまい、発作的に息苦しくなることです。

「過呼吸」とは、必要以上に呼吸回数が多くなることをいいます。検査をしても肺や心臓に異常がないのに、発作的に息苦しくなって、呼吸が速くなることがあるのです。ストレスなどで過度の精神的緊張を受けると、自分自身で解決できなくなり、パニック状態になることがあります。そういう状態が続くと息苦しく感じ、必要以上に呼吸をしてしまうので、体の酸素が過剰に増えて二酸化炭素が減りすぎてしまいます。すると急激に血液がアルカリ性に傾くので、しびれやめまい、吐き気、意識障害などの症状が起きることがあります。こういう状態を「過換気症候群」と呼びます。

２０１７年の秋、岡山の小学校で、合唱の練習をしていた児童25人が体調不良を訴えて病院に搬送されたというニュースがありました。児童の一部が体調不良などを訴えはじめ、他の児童も次々と同じ症状になっていったそうです。

25人が集団で短期間に発症したといっても、テロや新型感染症といったものでなければ、周囲に感染するような怖いものではありません。過換気症候群だった可能性が高いでしょう。

合唱の練習で緊張して交感神経が優位になって1人が過呼吸になり、それを見たまわりの児童も興奮と不安のために交感神経が優位になって過呼吸になる、という連鎖が起こったものと考えられます。

2017年だけでも、幕張のライブ会場や大阪の小学校などで起きた同様のニュースが数件あり、めずらしいことではありません。

それだけに1つ覚えていてもらいたいことがあります。以前は、過換気症候群の対処法として、紙袋を口に当てて自分の吐いた息を再び吸い込む「ペーパーバッグ法（紙袋再呼吸法）」がおこなわれていましたが、今は禁止されています。

それは過去に、心不全や肺塞栓などの病気による過呼吸なのに過換気症候群と誤解してペーパーバッグ法をおこない、死亡事故が起きたことがあったからです。また、本当にストレスから過呼吸発作を起こしている場合でも、ペーパーバッグ法をおこなっても改善しなかったり、かえって呼吸状態を悪化させてしまったりした事例が報告されたからです。
過呼吸になったときは、「落ち着くこと」「深く呼吸する」ことが大切です。過呼吸は連鎖することもあるので、まわりに過呼吸の人がいたら、「声をかけて安心させる」「深い呼吸を促す」「状況によって救急要請をする」ということが大切です。これを頭のすみにとどめておいてください。

Q 夜間や早朝にセキがでたり、呼吸困難になったりします。原因は?

A 睡眠中の悪姿勢、あるいは病気も考えられます。

夜間や早朝に呼吸が苦しくなるのは、睡眠中の姿勢のほか、自律神経のバランスやホルモンの変化なども関係していると考えられます。
夜間や早朝に呼吸が苦しくなる病気としては、「気管支喘息」「心不全」「COPD」

「睡眠時無呼吸症候群」などがあげられます。

「気管支喘息」は夜間や早朝に呼吸が「ゼーゼー」しがちです。「心不全」は、心臓のポンプ機能が低下したことによって肺のなかに水分がたまって気道にむくみが起こるため、横になって寝ることで呼吸が苦しくなることがあります。

「COPD」の場合は、夜間はタンが出しづらいので気管支にたまったり、副交感神経が優位になって気管支が狭くなったりするため呼吸が苦しくなります。

「睡眠時無呼吸症候群」は、のど周辺の空気の通り道が狭くなるので、寝ている間に無呼吸となって血液中の酸素濃度が低下し、息苦しさを感じて目覚めることがあります。

また、「逆流性食道炎」になると夜、寝ている間に胃酸がのどまで逆流して、セキと呼吸困難を引き起こすことがあります。「誤嚥性肺炎」では、夜間就寝中に唾液が気道に入って誤嚥し、セキや呼吸困難を引き起こすことがあります。原因はさまざまです。夜間や早朝に呼吸が苦しいと感じたら、呼吸器内科を受診することをおすすめします。

Q 最近、息切れがひどくなりました。何科を受診すればいいでしょうか？

A 呼吸器内科か循環器内科を受診してください。

息切れに関係するのは呼吸か心臓ということが多いので、呼吸器内科か循環器内科を受診するといいでしょう。

ただし、高血圧や動脈硬化といった心臓系や血管系にリスクがあると自分でわかっている方は、循環器内科を受診することをおすすめします。

また、息切れの原因が貧血や甲状腺疾患など呼吸器や循環器以外の病気だったとしても、医師は息切れの原因を考え、貧血や甲状腺疾患を調べるための血液検査も同時におこないますので、心配しなくて大丈夫です。

Q 今、トラブルがあるわけではないのですが、肺年齢だけを調べてもらうことはできますか？

A 医療機関によっては可能です。

私のクリニックでは「苦しい」という患者さん優先のため、肺年齢だけの検査はおこなっていません。ただ、無症状の場合は保険適用にはなりませんが、病院によっては自費診療で受けることができます。

あるいは、人間ドックで調べることもできます。基本の検査項目に入っていることがほとんどですが、オプションで受けることもできるので人間ドックをおこなっている医療施設に問い合わせてみてください。

Q 家族に「最近、いびきをかいている」といわれました。寝ている間に悪い呼吸になっているということでしょうか？

A 軽いいびきは大丈夫。強いいびきは要注意です。

いびきは、呼吸で吸った空気がのどの狭くなった部分を通るときに、のどを振動させてでる音です。とくに眠っているときは、のどを支える筋肉がゆるんでのどが狭くなるため、音（いびき）がでやすくなるのです。

肥満や飲酒、カゼや鼻炎で鼻が詰まっているときにいびきをかきやすくなりますが、睡眠時無呼吸症候群の一歩手前の状態ということもあります。自分は眠っているのでなかなか気づかないかもしれませんが、よく寝たはずなのに、日中に眠気を感じるような場合は、診察を受けてみることをおすすめします。

飲酒や鼻づまりが原因の場合は、原因がなくなれば、いびきは解消します。また、いびきが軽い場合は、横向きで寝るといびきをかきにくくなります。
いびきが強めで、肥満が原因と考えられる人は、ぜひダイエットに取り組んでみてください。睡眠時無呼吸症候群も、肥満が原因になっていることが多いのです。
睡眠時無呼吸症候群になると、さまざまな合併症につながります。高血圧、狭心症、脳梗塞、夜間心臓突然死のリスクが上がります。酸素が脳にいかなくなるため認知症を引き起こすという報告もあります。睡眠時無呼吸症候群は寿命を7年短くするといわれているので注意が必要です。

Q 睡眠時無呼吸症候群を予防する方法はありますか？

A ありますす。「痩せること」と「枕の高さを調整すること」です。

日本の場合、睡眠時無呼吸症候群の原因は、3分の2が太っていることで、3分の

1はあごが小さいことです。あごが小さい場合は、のどが狭くなることで気道も狭くなってしまいます。これは骨格の問題なので、残念ながら医療的な治療をするしかありません。

太っている人の場合は、まずはダイエットをして、気道を狭くしないようにすることが大切です。

もう1つ、効果があるのは枕です。枕が高すぎると首がつまって、呼吸がしづらくなってしまうので、高さを調節してみてください。適切な高さにすることによって、いびきも睡眠時無呼吸症候群も改善できます。個人によって違うのですが、首に負担がかからない高さが理想です。あおむけに寝たとき、首がまっすぐになっていて、自然に寝返りができる高さを調節してみてください。

Q うつぶせで寝るのはダメですか？

A うつぶせで寝るのはよくありません。

私のクリニックの患者のTさんは、60歳前半なのに、1年に4回も誤嚥性肺炎を繰り返していました。60代前半で肺炎を繰り返すのはめずらしいので、どうしてだろうと不思議に思っていたのですが、いろいろ聞いているうちに、うつぶせで寝ていることがわかったのです。頸椎症のためにうつぶせにしか寝られなかったそうです。

うつぶせで寝るのはよくありません。Tさんは、うつぶせで寝ることで胸やお腹が圧迫され、胃酸が逆流して誤嚥したと考えられます。また、首をひねったりした姿勢になるため呼吸がしづらくなります。そのうえ寝返りがしづらいので、同じ姿勢を長時間続けてしまうということも問題です。

Tさんは、頸椎症の手術はしたくないということだったので、「16号整形外科」（山田朱織院長　http://www.r16-seikei.jp）にある「枕外来」を紹介しました。そこで診察を受けてオーダーメイド枕をつくったTさんは、その枕であおむけに寝ることができるようになりました。それから2年ほど経ちますが、誤嚥性肺炎は発症していません。

自分に合った枕で寝ることは、誤嚥性肺炎、睡眠時無呼吸症候群や筋緊張性頭痛などの予防に効果が期待できます。枕外来の山田朱織先生がすばらしいのは、たんにオーダーメイド枕をすすめているのではなく、玄関マットやバスタオルなど家にあるもので枕の高さを調整する方法も指導されているということです。

家にあるもので枕の高さを変えてみるというのは、簡単にできる方法ですが、やってみるだけの価値があります。まずは自分で枕の高さを調整してみてください。

枕の調整ポイントは、あおむけに寝たとき、呼吸しやすく、のどや首筋に圧迫感がなく、後頭部から肩にかけて力が抜けている状態の高さにすることです。さらに、手を胸の上でクロスして横向きで寝たとき、おでこ、鼻、あごが一直線に床と平行になる高さにし、寝返りが左右スムーズにうてればOKです。

Q 喘息の患者が増えていると聞きました。原因は何ですか？

A アレルギー疾患が増えているからと考えられます。

喘息は、風邪やインフルエンザなどアレルギー以外の原因で引き起こされることがありますが、最大の原因はアレルギーです。アレルギーのなかでもっとも大きな原因がダニです。

ダニは、気温20～30度、湿度60％以上でもっともよく繁殖します。昔の日本は今に比べれば住宅環境もよくなかったので、冬になると家のなかも寒くなり、そうするとダニも死にました。ところが今は住環境がよくなり、それに従ってダニも住みやすくなり、1年中活動できるようになったというわけです。

それでも秋になると、夏に繁殖したダニが死にます。この死んだダニが人間のアレルギーを引き起こすので、注意が必要です。

また、「衛生仮説」という説があって、生まれてからあまりにもきれいな環境で育つと、感染を受ける機会が減ってしまって、かえってアレルギーを引き起こしやすくなるとされています。つまり、最近の日本は清潔になりすぎていて、そのなかで育った子どもたちがアレルギーになりやすくなっている、ということです。

一方で、生まれてすぐからスキンケアをしっかりおこなっていると、アトピー性皮膚炎になりにくいとされています。乾燥によって肌のバリア機能が弱まると、角質層の隙間からホコリやダニなどの刺激物が体内に侵入しやすくなり、トラブルを起こし、アトピー性皮膚炎を生じると考えられています。最近では、子どもの食物アレルギーの予防にもスキンケアが重要であるとする報告があります。とくに湿疹などで皮膚のバリア機能が低下している乳児では、皮膚に食物アレルゲンが接触して感作(反応)が起こり、食物アレルギーを発症することが指摘されています。

小さなお子さんがいる家庭は、この衛生仮説とスキンケアの大切さも頭に入れておいてほしいと思います。潔癖である必要はありませんが、子どものスキンケアをし、ダニはなるだけ除去する、という程度は最低限おこないたいものです。

大人になってしまったみなさんは時間を巻き戻すことはできないので、アレルギーの原因になるダニなどを減らすように、きれいな環境を心がけてください。

Q 部屋の日当たりが悪く、つねに湿度が高めです。加湿や除湿は必要でしょうか？

A 湿度が高いとカビが発生します。

カビは、喘息やアレルギー性の肺炎を引き起こします。部屋の湿度を保つことは大切ですが、加湿しすぎは要注意。湿度は50％台にしましょう。

長期間、湿度60％を超すような状態だとカビなどが発生します。70％を超える状態が続くとダニなどが発生しやすくなります。

夏は湿度が高くなるので、除湿がおすすめです。

人間が住みやすい環境はカビもダニも住みやすいのです。人間が心地よく感じる温かさと湿度を保った現代住宅はカビもダニも増えやすいということを忘れないでください。

カビやダニのほかに、ハウスダスト、ペット（動物の毛やフケ）、花粉などもアレルギーの原因になるので気をつけてください。

Q 喘息を予防する食べ物ってありますか？

A 「ブロッコリースプラウト」や「コーヒー」「トマト」「柑橘類」などが有効です。

「ブロッコリースプラウト（ブロッコリーの新芽）」に抗酸化作用やアレルギー反応を抑える効果があるとされています。ブロッコリースプラウトは、ブロッコリーに含まれる成分・スルフォラファンの有用性を発見した米国ジョンズ・ホプキンス大学の医学者が開発した野菜で、スルフォラファンには気管支拡張作用があります。

また、コーヒーも効果があります。カフェインに気管支拡張作用があって、抗酸化物質も少し入っているので喘息の予防に役立ちます。「コーヒーを3杯以上飲むと喘息発症が28％低下する」というデータがあるほどです。

私がおすすめしたいのはコーヒーにハチミツを入れた「ハチミツコーヒー」です。ハチミツにはセキを止める作用と、抗炎症作用があります。「ハチミツは、鎮咳薬のデキストロメトロファンより有効」という論文報告もあります。ハチミツコーヒーとセキ止め薬の効果を比べた論文もあって、そこでも「ハチミツコーヒーの勝ち」という結果がでています。

トマトのリコピンには、抗酸化作用、抗アレルギー作用があり、喘息に有効です。トマトジュースを毎日飲むことによって、喘息の自覚症状だけでなく、肺機能が改善したとする学会報告もあります。

他に、柑橘類、キウイフルーツなどのフレッシュフルーツも有効です。ビタミンCが豊富で、小児の喘息症状を軽減したとする報告もあります。

Q COPDは男性が多いようですが、どうしてですか？

A 喫煙者が多いためです。ただし、女性も増えています。

従来、男性のほうが喫煙者が多いため、COPDも男性に多い疾患とされてきました。でもじつは、米国では2000年にCOPDの女性患者の死亡数はすでに男性を超えていることが報告されています。日本でも今後、女性のCOPDが増加する可能性が高いといわれています。

これは疾患の発生頻度に性差があるからだといわれています。つまり、患者数は男性が多いのですが、女性のほうがタバコに感受性が高く、女性のほうが発症率が高いということなのです。

女性のほうが男性に比べて喫煙の影響を受けやすい理由としては、「男性に比べて気道が過敏」「女性のほうが肺が小さく、気管支が狭いためタバコの影響を受けやすい」といったことがあげられています。

また、エストロゲン（女性ホルモン）も関係があるといわれています。エストロゲンには気管支の過敏性を弱める働きがあるため、閉経後、エストロゲンが減ったときにCOPDを発症しやすくなるとされています。

ちなみに喘息も性差があるといわれています。有病率は、思春期までは男性のほうが多いのですが、20～50代は女性が多くなります。「月経喘息」「妊娠関連喘息」といった女性特有の喘息もあります。うまく病気をコントロールできず症状を悪化させてしまうケースも女性のほうが多いといわれています。

「女性はCOPDになりにくい」なんて油断しないことが大切です。

Q タバコがなかなかやめられません。電子タバコに変えればOKですか？

A 電子タバコも健康に悪影響を与える可能性があります。

いわゆる電子タバコと呼ばれる新型タバコは、２つのタイプがあります。１つは葉タバコが入ったカートリッジを加熱して発生させたニコチンを含んだ煙を吸う「非燃焼・加熱式タバコ」で、もう１つは香りや味のついた液体（日本で販売されているものはニコチンを含んでいない）を加熱して発生させた蒸気を吸う「電子タバコ」です。

これらの新型タバコは、「煙がでない」「受動喫煙の危険がない」「燃焼式のタバコより健康リスクが少ない」と思われがちですが、新型タバコの使用と病気や死亡リスクとの関連性についての科学的証拠はまだありません。

燃焼式タバコに比べると、非燃焼・加熱式タバコはタールを減らすことはできますが、ニコチンは吸っています。「非燃焼・加熱式タバコ」の主流煙中には、非燃焼式タバコとほぼ同じレベルの揮発性化合物（アクロレイン、ホルムアルデヒド）が含まれているだけでなく、約3倍ものアセナフテンなどの有害物質が含まれていることが報告されています。燃焼式タバコより多く含まれている有害物質があるということです。

また、「煙がでない」とされていますが、見えないだけで、〝見えにくいエアロゾル（煙霧体）〟が大量にでていて、そのなかには通常の大気中濃度を上回る有害物質が含まれているのです。そのため、世界保健機構も「受動喫煙者の健康を脅かす可能性があると考えることが合理的である」としています。

最近の「燃焼式タバコを電子タバコに替えれば大丈夫」という風潮に憂慮して、2017年に日本呼吸器学会から「非燃焼式・加熱式タバコや電子タバコに対する日本呼吸器学会の見解」もだされました。

そこには、前述のような理由が述べられていて、「新型タバコは、従来の燃焼式タバコに比べてタールが削減されていますが、依存性物質であるニコチンやその他の有害物質を吸引する製品です。従って、使用者にとっても、受動喫煙させられる人にとっても、非燃焼・加熱式タバコや電子タバコの使用は推奨できません」と結論づけられています。
「電子タバコなら大丈夫」と思わずに、禁煙しましょう。

Q タバコをやめるにはどうすればいいですか？

A タバコに代わるものを使って禁煙しましょう。

喫煙者の約70％はニコチン依存症になっています。そのため、タバコを吸わないとニコチン退薬症状（イライラしたり、不安を感じたり、集中力が低下したりといった症状）がでます。また、喫煙には習慣性があるので、禁煙を始めても、口さみしさをまぎらわせるためにタバコがほしくなったり、ストレスがたまったり、お酒を飲むときにタバコを吸いたくなったりします。

禁煙するには、ニコチン退薬症状を乗り越えて、喫煙に代わるものを見つける必要があります。

ニコチン退薬症状の克服には、ニコチン切れの症状を軽くし、タバコをおいしいと感じにくくする内服薬やニコチンを含んだ皮膚に貼る薬であるニコチンパッチ、ニコチンガムを使うのが有効です。ニコチン依存度の高い人は医療機関で禁煙治療を受けるといいでしょう。喫煙に代わるものとしては、飲み物やアメ、ガムなどを口にする人が多いようです。

Q 高齢者ですが、禁煙は意味がありますか？

A 何歳であっても禁煙は有効です。

喫煙は、ＣＯＰＤを発症するほか、喘息や肺がん、喉頭がん、食道がん、胃がんの発症にも関係します。また、動脈硬化や心筋梗塞のリスクにもなります。こういったリスクを減らすためには、すぐにでも禁煙することをおすすめします。

高齢の方から「今さら禁煙しても仕方がない」という言葉を聞くことも少なくありません。でも、禁煙は何歳からでも遅くありません。まったく喫煙歴のない人と同じというわけにはいきませんが、禁煙すれば、喫煙を続けた場合と比べて寿命がのびることがわかっています。

また、受動喫煙の問題もあるので、家族のことを考えて禁煙するということも考えられると思います。


もしあなたが喫煙者で、「絶対にタバコはやめない」と思っているのなら、ちょっと考えてみてください。ＣＯＰＤや肺がんになってもタバコをやめないつもりですか？

私の経験だと、病気がわかったらすぐに禁煙を始める患者さんがほとんどです。

先日、受診された60代の男性は、診察室に入るとすぐに「死んでも禁煙しないよ！」と宣言しました。でもＣＴを見て「肺がんです」と告げると、２週間後の再診時には「タバコを吸うやつの気がしれない！」と一転。診断後すぐ禁煙したそうです。

重篤な病気が発症する前に、禁煙に取り組んでみてください。

第7章

「呼吸と肺の健康キープ！」のマイルール8

＊私が普段おこなっていることを紹介します

いままで呼吸や肺をあまり意識していなかった人も、ここまでの説明を呼んで、自分の呼吸や肺が気になってきたのではないでしょうか？

私は呼吸器内科の医師という仕事柄もあって、普段から自分の呼吸や肺を意識するようになりました。

たとえば、加湿器と空気清浄機だけをみても、たくさん使用しているほうだと思います。加湿器は、クリニックで3台使っていて、自宅には、リビングと個室3部屋にそれぞれ1台ずつ、ランニングマシンを置いている部屋に1台、計5台使っています。空気清浄機は、クリニックで2台、自宅で3台使っています。自分でも〝空気オタク〟だと思います。

その他にも、食べ物や運動、カゼの予防法など、いろいろ工夫していることがあるので、この章ではそれを少しご紹介したいと思います。

とはいえ、自分でも認める〝空気オタク〟なので、「やりすぎでは？」と思われるものもあるかもしれません。「このとおりにやってください」ということではありません。あくまでも私が実践していることなので、参考程度に読んでみてください。もちろん、「試してみたい」と思うものがあったら、うまく取り入れてみてください。

どれも体に悪いものはありません。やってみる価値があるかもしれませんよ。

マイルール1

適度に加湿してウイルスからガード！

クリニックでも自宅でも加湿器をたくさん使っている私ですが、湿度を保つことが大切な理由は、2つあります。

1つは「のどの線毛をよく動かすため」、もう1つは「ウイルスの活性を落とすため」です。

線毛というのは、のどから肺まで、粘膜とともに気道の内壁を覆っているもので、異物が肺まで届かないようにガードする役割を果たしています。呼吸で吸い込んだ空気に入っていた異物は、粘液で捕えられて、その下にある線毛によってのどまで運び出されます。そして、タンとして体外に排出されたり、食道のほうに入って胃で消化されたりします。

この線毛は寒さと乾燥に弱いので、加湿器で湿度を高めて「線毛をよく動かす」というわけです。

また、インフルエンザウイルスも湿度と温度に大きく影響されます。湿度50％を超えると、ウイルスの活性が低下して、浮遊できなくなります。

温度26℃、湿度50～60％に保つとインフルエンザウイルスの活性が低下するというデータもあります。湿度を適切に保つことによって「ウイルスの活性を落とす」ことができ、感染から体を守ることができるというわけです。

ただ、湿度を上げすぎるとダニやカビなどが増殖しやすくなるので注意が必要です。ダニやカビの発生のことを考慮すると、湿度は50％くらいにするのがおすすめです。

一方、加湿器の使い方にも注意が必要です。加湿器のフィルターや、セットする水が汚染されると、カビや細菌をまき散らします。そのカビや細菌を吸い込むと、加湿器肺という過敏性肺炎、アレルギー性肺炎になる恐れがあります。

加湿器には、超音波型やスチーム型、気化型、ハイブリッド型などいろいろなタイプがありますが、いずれもセットした水やフィルターが汚染されると発症する可能性があります。定期的に清掃して、加湿器がカビや細菌の温床にならないように注意することも大切です。

少なくとも、「①水は注ぎ足さないで毎日交換すること」「②水道水には塩素が微量に含まれていてカビや細菌対策に有効なので、ミネラルウォーターではなく水道水を使用すること」をおすすめします。

マイルール 2

空気清浄機で空気中のワルモノを除去!

空気清浄機はさまざまな種類がありますが、高性能の機種なら、空気中に漂っている粒子状物質のほか花粉、カビ、一部のウイルスなどを除去することができます。

呼吸で粒子状物質を吸ってしまうと、呼吸器系に沈着して健康に影響を及ぼすことがあるので注意が必要です。

近年、中国の大気汚染などで話題になっているＰＭ２・５は、この粒子状物質のひとつです。ＰＭ２・５というのは、大気中に浮遊している２・５㎛以下の小さな粒子のことで、「微小粒子状物質」とも呼ばれます（１㎛（マイクロメートル）は１０００分の１㎜）。ある特定の物質のことをいうのではなく、大気中の粒子のうち２・５㎛以下の物質すべてが「ＰＭ２・５」ということになります。

ＰＭ２・５は、髪の毛の太さの30分の1ほどでとても小さいため、肺の奥深くまで入り込んでしまうというところが問題です。呼吸器系だけでなく、循環器系にまで影響を与えることがあるとされているとても怖い物質なのです。

粒子状物質はＰＭ２・５だけでなく、粒子の大きさによってＰＭ10やＰＭ０・１などに分類されていて、それぞれ、体内での動きや、健康に与える影響は違ってきます。「ＰＭ10」は、２・５～10㎛の粗大粒子。黄砂など自然由来のものが代表的で、肺の奥には届きにくいとされています。

「PM0・1」は、0・1㎛以下のナノ粒子。呼吸などで体に入ると、肺胞などから組織に入り込み、全身に影響を与える可能性があります。

タバコの煙はPM0・1です。「PM2・5は怖い」と思っている人が多いと思いますが、タバコの煙も十分、恐ろしい存在です。

また、空気中の浮遊物は、大きいものはわりとすぐに下に落ちるのですが、小さくなればなるほど、いつまでも空気中に漂っているので、やっかいです。

「そこで空気清浄機を使えばいいんでしょう?」と思われるかもしれませんが、高性能の空気清浄機でも、汚染物質をきれいさっぱりすべて取りきれるというわけではありません。空気中の汚染物質は目に見えないだけに、空気清浄機を使用しても、その効果をなかなか目や肌で実感しづらいのが難しいところです。

そこで私はいま、空気清浄機の効果について、某大手家電メーカーと一緒に臨床研究をおこなっています。空気清浄機を使っている患者さんと、使っていない患者さんを比較研究するという内容です。

実際のところ、中国やインドなどPM2・5が大気汚染がかなり深刻な地域では空気清浄機が必要だと思いますが、日本はそこまでではないので、空気清浄機がどの程度まで必要なのかということは、そのデータを検討してみないとわかりません。

科学的なデータは、2018年5月以降に、日米で発表する予定です。ただ、途中段階の現時点では、空気清浄機を使った患者さんのほうが、いいデータがでているようです。

マイルール3
「エコプラント」で空気をきれいに！

私のクリニックには観葉植物も置いています。植物の働きによって空気がきれいになるといわれているからです。

室内の空気をきれいにする働きを持つ植物は「エコプラント」と呼ばれています。もともと植物による室内の空気浄化作用を科学的に証明したのは、ＮＡＳＡ（アメリカ航空宇宙局）でした。


１９６９年にアポロ11号が月面着陸に成功したＮＡＳＡは、月面に基地を建設する計画を始めました。そこで重要課題のひとつとなったのが、完全な密閉空間で生命を維持するシステムの開発だったそうです。「地球と同じような空気を保つにはどうしたらいいか」ということですね。

研究チームは、バイオホームと名づけた密閉空間を利用して空気浄化の研究をおこないました。バイオホームのなかには合成資材から３００種ものＶＯＣ（揮発性有機化学物質）が発生していたのですが、そこに弱い光でも育つ観葉植物を置いて実験がスタート。すると、空気中のＶＯＣがどんどん減っていくことがわかりました。さらに、空気を浄化する作用もあることがわかったのです。

そして、１９８４年に、とくに空気浄化力の強い植物50種が「エコプラント」として発表されました。

その「エコプラント」のリストを見ると、意外にも身近な観葉植物が並んでいます。植物によって有効な有害物質が違うのですが、たとえば、エコプラントの代表格といわれるスパティフィラムは、ホルムアルデヒド、ベンゼン、アンモニア、アセトンなどを浄化する作用があるとされています。

他に、ベンジャミン、アレカヤシ、幸福の木、ワーネッキー、ポトス、インドゴムノキ、ヘデラ（アイビー）、ネフロレピス、サンセベリアなどがあります。

私は学生時代から部屋に長い間、幸福の木やポトスを置いていました。観葉植物は見た目にもきれいなので、癒し効果も期待できます。

マイルール4

肺機能を高める栄養素をジュースに！

第5章でも触れたとおり、肺機能を高める食べ物と、肺機能を低下させる食べ物があるので、自分でも気をつけています。

まず、ベーコン、ソーセージ、ハムなどの加工肉を食べないように心がけています。欧米の研究では、加工肉をよく食べる人は、肺機能の低下や、COPDの発症リスクと関係があると報告されています。加工肉には、保存剤や抗菌剤、着色剤などに亜硝酸塩が多く含まれていて、それらによってできる活性窒素がCOPD発症リスクを高める要因とされているのです。

逆に、COPDの発症や進行を抑制する、つまり、肺機能を高める効果のある食品や栄養素もあります。

食品は、新鮮な果物、魚。栄養素・成分は、ビタミンC、ビタミンE、ビタミンA、

βカロチン、n‐3多価不飽和脂肪酸（EPAやDHAなど）がいいとされています。新鮮な果物にはビタミンCやビタミンEといった抗酸化物質が含まれているからだと考えられます。なかでも、リンゴが肺機能をよくするというデータがあり、COPDをはじめとした呼吸器の病気の予防にも有効です。

n‐3多価不飽和脂肪酸は、魚に多く含まれています。

私は、新鮮な果物やビタミンC、ビタミンE、ビタミンA、βカロチンといった栄養素をとるために、毎朝、特製のジュースを飲んでいます。

つくり方を紹介します。

●材料（2人分）
リンゴ…1個　バナナ…1本
ブロッコリースプラウト
…2分の1パック（あるいはほうれん草…2株）
ヨーグルト…180グラム
はちみつ…少量（スプーン1杯程度）

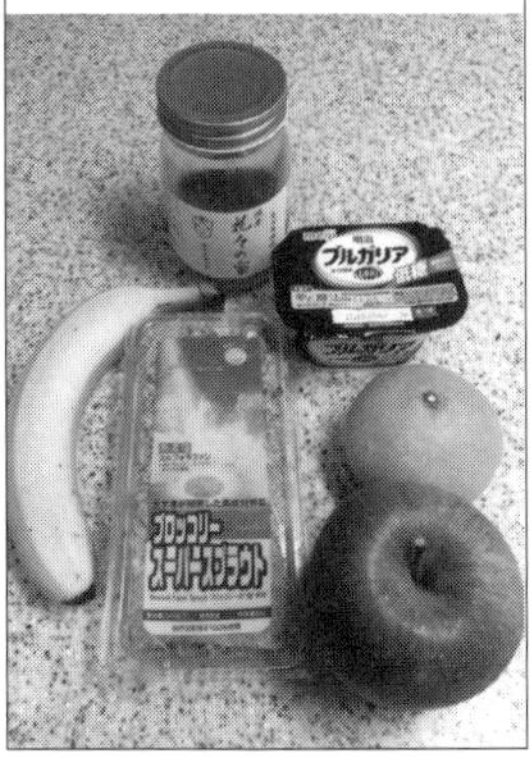

これをジューサーにかけてジュースにします。

材料は、リンゴ、バナナ、ブロッコリースプラウトかほうれん草、ヨーグルト、はちみつ少量は必ず入れるようにします。

リンゴは肺機能をよくする働きがあり、バナナはとろみがつき誤嚥性肺炎予防に効果があります。ヨーグルトは免疫バランスがよく、とろみもつきます。ハチミツは抗炎症作用があります。

ブロッコリースプラウト、ほうれん草は葉酸が豊富です。ビタミンB群の一種である葉酸は、神経伝達物質であるドーパミンの合成に必要で、嚥下反射とセキ反射に影響するため誤嚥性肺炎予防に効果があります。葉酸は、たんぱく質や細胞を生成するときに必要なDNAなどの核酸を合成する役割があり、赤血球の細胞の形成を助けたりします。また、最近では、成人の脳卒中や心筋梗塞などの循環器疾患を防ぐという研究結果も報告されています。

ブロッコリースプラウトとほうれん草は、好みによって選んでみてください。私はブロッコリースプラウトのほうが好きですが、ちょっとだけピリッとした辛みがあります。

この他に、好みの果物や野菜を加えてもOKです。旬の新鮮な果物やマヌカハニーを加えてもおいしいですよ。

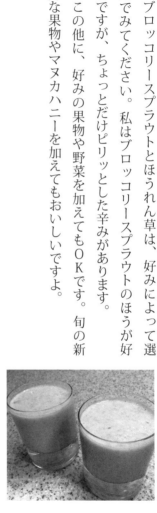

マイルール5

運動する環境もしっかり選ぶ！

運動は、週のうち2回くらいはプールで1キロメートルほど泳ぎますし、2回くらいは自宅のランニングマシンで30分ほど走ります。

まず、肺のために決めているのは、「交通量の多い道路でジョギングはしない」ということです。ジョギング中は、普段の3倍くらいの換気量になるので、かなりたくさんの空気を吸うことになります。

ところが自動車の排気ガスにはＰＭ２・５などの有害な物質が含まれていて、そのなかでたくさんの空気を吸いながら走ることになってしまいます。私は副都心の池袋に住んでいるので、周辺の道路の交通量はかなりのもの。そういう理由で、残念ながら外でジョギングすることは諦めています（「交通量の多い道路でジョギングはしない」は、私の私見でしたが、２０１７年12月、権威ある医学ジャーナル『Ｌａｎｃｅｔ』で、「交通量の多い道路でのウォーキングは心肺機能に悪影響する」と英国から報告されました）。

今は、自宅に家庭用ランニングマシンを置いてジョギングをしています。以前はフィットネスジムでジョギングすることもあったのですが、とくに冬の時期、インフルエンザなどに感染することが心配だったので自宅の室内でジョギングすることにしたのです。

フィットネスジムのランニングマシンはいつも混んでいるうえに、ジョギングはみんな30～40分くらいは走りますよね。筋トレのマシンなどは数分で移動しますが、ランニングマシンは長時間、同じ場所で走るので、インフルエンザにかかっている人が隣にいたら感染する可能性が高いと考えたからです。すいている時間にフィットネスジムに行ければいいのですが仕事柄それができないので、家で走るという結論になったわけです。

フィットネスジムには、プールで水泳をするために通っています。泳ぐだけなら飛沫感染する距離で人と接することが少なくなります。また、〝空気オタク〟の私としては、プールは湿気があるので、のどの線毛をうるおすことができていいんです。

こんなふうにお話しすると、「心配しすぎ」と思われるかもしれません。たしかに、そこまで注意する必要はないかもしれません。でも、みなさんも同じだと思うのですが、仕事をしていると、体調をくずしたからといって長期間休んだりすることはできません。医師の私がインフルエンザにでもなったら、患者さんを診察できなくなってしまって大変なことになってしまいます。

さらに、私は呼吸器内科の医師ですから、結核に感染するわけにはいかないと思って気をつけています。結核もどこで感染するかわからない疾患なので油断できません。結核は発症したら、重症度によっては治療のために数カ月間も仕事を休む必要がでてくるからです。

私の場合は気にしすぎかもしれませんが、ちょっとしたことで、肺を守って、いい呼吸を保つことができます。あなたも、ときには呼吸や肺のことを考えて運動してみてはどうでしょうか？

マイルール6

ヨガで姿勢をよくして呼吸も改善！

私は最近、ホットヨガの教室にも行っています。ホットヨガは、室温40℃前後、湿度55％前後に保たれた室内でおこなうヨガです。この高めの温度で体を柔軟にして、高めの湿度で発汗を促すというものです。

「ヨガは呼吸を重視しておこなうもの」というイメージで通い始めたのですが、意外にもそうではなく、姿勢を重視しているということを知りました。

ヨガは、ゆっくりとした動きでポーズをおこなうことによって、自然に筋肉をのばしたり、インナーマッスルを鍛えたりすることを目的としています。インナーマッスルというのは、深層部にある筋肉で、姿勢の安定、呼吸、背骨や関節の位置の微調整などにかかわっています。

姿勢がよくなれば呼吸にもいい効果が期待できます。バランス感覚がよくなったり、筋肉が柔軟になったりという効果もあるので、高齢の方には転倒防止にもつながります。まわりのヨガ教室を見てみると、通っているのは女性のほうがだんぜん多いようですが、男性にもおすすめです。最近では、女性だけでなく、男性会員も急増しているようです。

私はまだまだ初心者なのですが、「これは呼吸筋に効く！」と思ったポーズを紹介します。私にもできる簡単なものばかりなので、ヨガをやったことがないという人も、ぜひやってみてください。

無理をしないで、できる範囲でおこなうのがポイントです。

コブラのポーズ

効果のある呼吸筋：肋間筋、横隔膜、腹直筋、広背筋、胸鎖乳突筋

その他の効果：姿勢を整える、胸・肩・腹部のストレッチ、喘息の症状の軽減、背骨の強化、おしりのひきしめなど

おこなわないほうがいい人：背中や首、手首にトラブルがある人

①うつぶせになり、床におでこをつけます。足は肩幅に開き、足の甲を床につけます。脇を閉めて両手を胸の横におきます。

②息を吸いながら両ひじをのばし、胸をつきだし、目線を斜め上に向けます。この姿勢のまま3呼吸します。

③ゆっくり①の状態に戻ります。

①

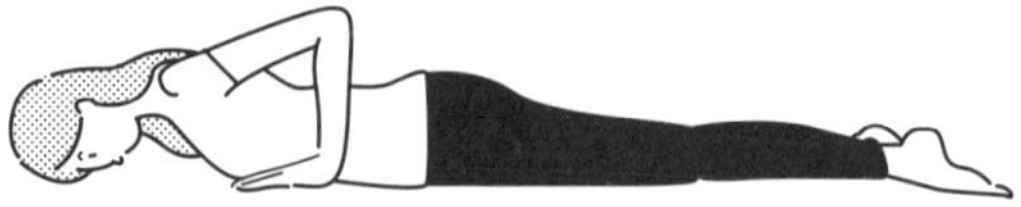

②

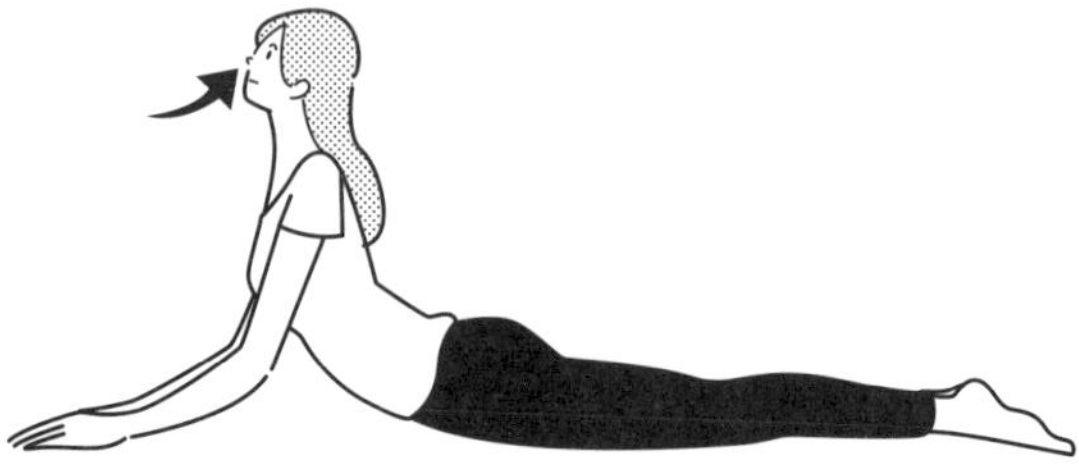

魚のポーズ

効果のある呼吸筋：肋間筋、横隔膜、斜角筋
その他の効果：呼吸機能の改善、姿勢の改善、リラックス効果、不眠症の軽減、背中の引きしめ、肩こりの改善など
おこなわないほうがいい人：首や腰にトラブルのある人

①あおむけに寝て、両足をしっかり揃えてのばします。息を吸いながらおしりを少し浮かせ、手のひらを下に向けて両手を入れます。息を吐き、息を吸いながら、ひじで床を押すようにして胸を持ち上げ、頭を持ち上げます。
②頭頂部を床につけて、上半身をリラックスさせ、目線を後ろにします。この姿勢のまま3呼吸します。
③頭を持ち上げ、背中からゆっくり床に戻します。

①
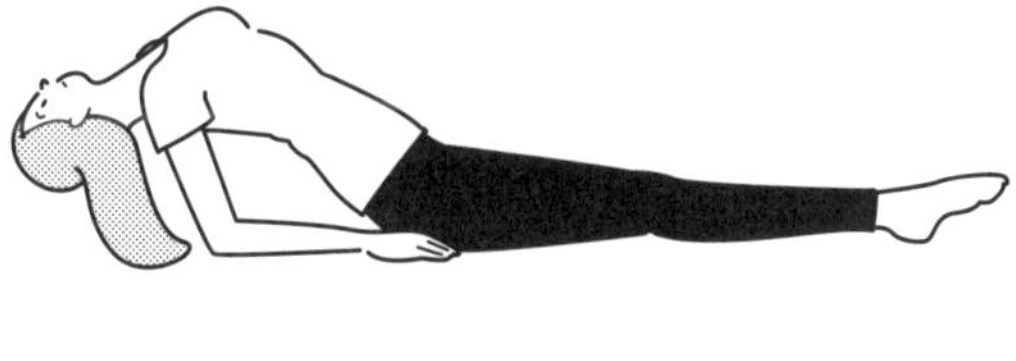
②
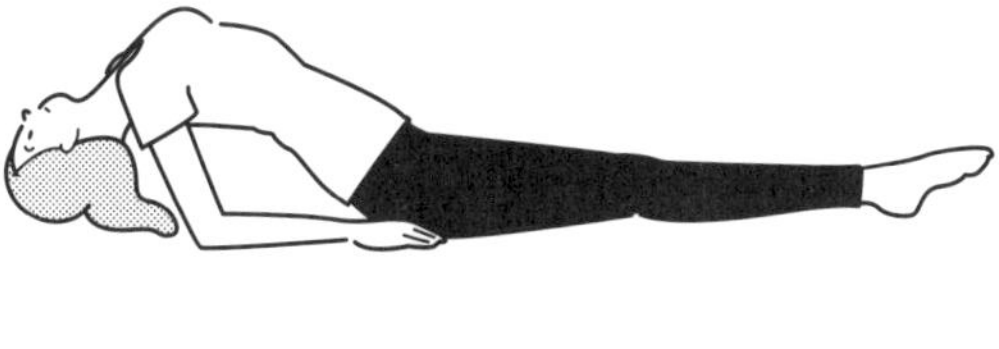

かんぬきのポーズ

効果のある呼吸筋：外腹斜筋、内腹斜筋、斜角筋、胸鎖乳突筋、肋間筋、横隔膜
その他の効果：ウエストと背骨、腹部まわりのストレッチ、腰痛の緩和など
おこなわないほうがいい人：ひざに痛みのある人

①両手を腰に添え、ひざ立ちになります。

②右ひざを外に90度開きます。右足は、左ひざのラインと同じ位置におくようにします。右手で右ひざを押さえ、息を吸いながら左手を上にあげます。

①

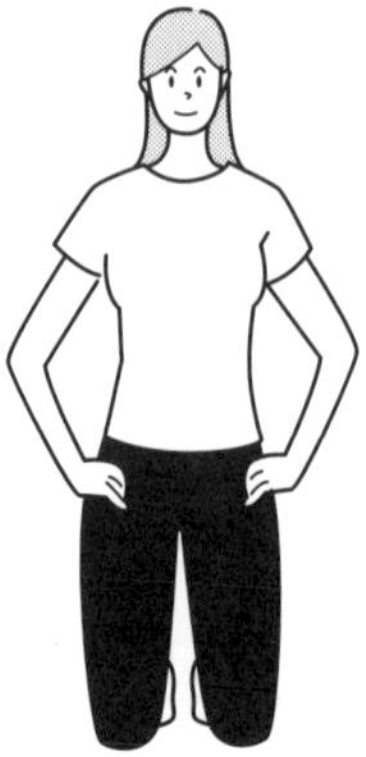

③息を吐きながら右ひざをのばし、上半身をゆっくり右側に倒して、目線は左の指先へ。この姿勢で3呼吸します。

④ゆっくりと上半身を起こし、①に戻ります。

⑤反対側も同様におこないます。

②

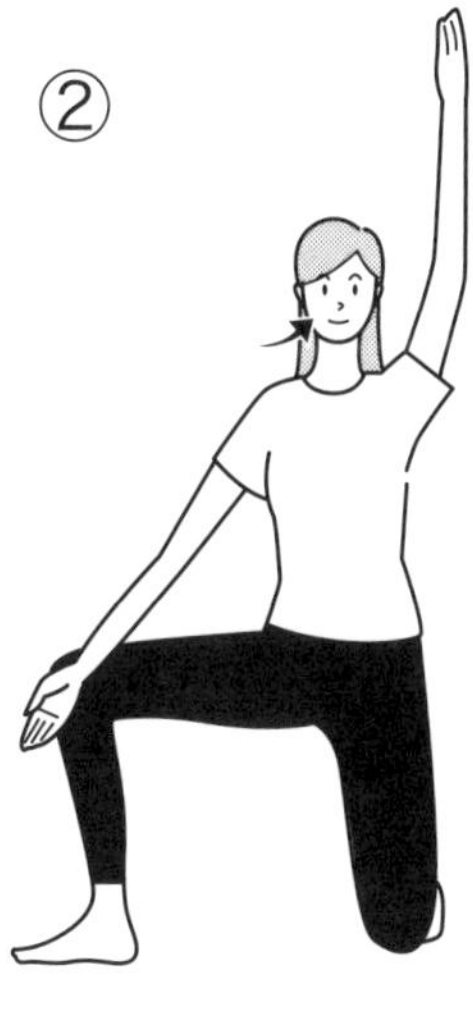

③

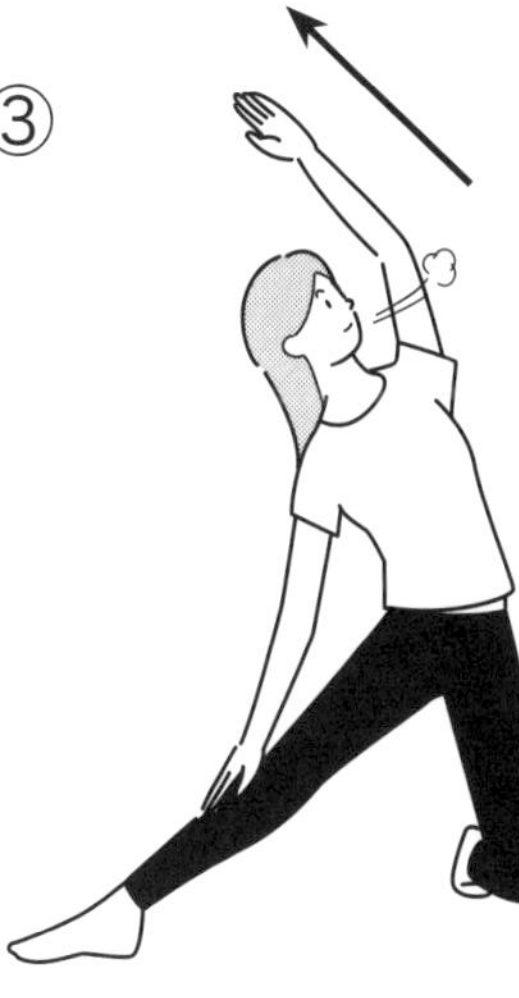

マイルール7

カゼのひきはじめは軽い運動でケア！

以前は「カゼをひいたらすぐ寝ましょう」というのが常識でしたが、最近は「カゼの早期なら、ちょっと運動しましょう」といわれます。ご存じでしたか？

じつは新常識というわけではありません。私の大学の学長は1970〜1980年代にアメリカに留学していたのですが、職場でカゼをひいた人がいると「ジョギングに行く」というのが定番だったそうです。

トップアスリートのように激しい運動をしている人は、体が鍛えられていて免疫力も高そうに思えますが、じつは、普通の人よりも感染症にかかる頻度が高いことがわかっています。たとえば、フルマラソンを走ったあと、選手の多くにカゼの症状がでるという報告もあります。これは、過度な運動によって免疫が低下するためです。

逆に、日常的にウォーキングやジョギングなど適度に体を動かしている人は、カゼ（上気道感染）の罹患率が低かったり、かかっても自覚症状が軽かったりすることがわかっています。軽い運動をするといくつかの免疫細胞が活性化するので、カゼの初期に適度に運動をすると、ウイルスの活動を抑えられる可能性があるというわけです。

私はそれを学長から教わっていたので、カゼのひきはじめには、5分間、200メートルだけ水泳することに決めています。軽めに泳いで帰る、というのがポイントです。ほかに、軽いウォーキングやヨガもおすすめです。

このことは医師の間でもあまり知られていなかったのですが、、今は、前述の学長が、カゼのエビデンスを紹介する医学雑誌に英文の論文を翻訳して紹介してくれたおかげで浸透しはじめて、私も新常識として堂々と紹介できるようになりました。

ただし、おこなうときは、鼻水、鼻づまり、くしゃみ、のどの痛みなど、カゼの初期症状のときだけにしてください。運動をしたあとは、体を冷やさないように気をつけることも大切です。

マイルール8

左向きに寝て、胃酸の逆流を防ぐ

寝るときは、左向き（体の左側を下にする）になるように意識することがあります。寝返りを打つことになるので、左向きなのは最初だけですが、それでも効果が期待できます。

横向きで寝ると、気道を保つことができます。そのため、いびきをかく人や無呼吸症候群の人に適しています。

また、右向きに寝ると、胃の形によって胃酸が食道に逆流しやすくなってしまいます。左向きに寝ると、胃酸が下にたまるので逆流しないというわけです。これは逆流性食道炎のガイドラインにも載っていて、右向きで寝るのは逆流性食道炎のリスクになるとされています。

はじめ、私は寝る向きは右左どちらでもあまり影響がないのではないかと思っていたのですが、『ニューヨークタイムズ』に掲載された「慢性的な胸焼けを抑えるためには左向きで寝るといいことが研究結果で証明された」という記事を見て、調べてみたところ、学会のガイドラインにもでていたので、信じるに至りました。

誤嚥性肺炎の予防のためには、食後90分は横になってはいけないことになっています。でも、90分経ったあと、横になってテレビを見たいなと思うようなときは、同様の理由で、胃酸の逆流を防げるため、左向きで寝るのがおすすめです。

あとがき

私は呼吸器内科・アレルギー内科を専門とする医師ですが、じつは、テレビの医療番組に呼んでいただくようになるまで、あまり呼吸法を意識しなくなっていました。

かつて、30年ほど前でしょうか、呼吸器内科医をめざしはじめたころか、それより以前のころ、本文中でも触れましたが、女優の由美かおるさんも実践されているという西野式呼吸法に興味がわき、道場を見学に行ったことがあります。

また、ヨガも呼吸にいい効果があるのではないかと思い、ヨガ教室を見学に行ったこともありました。当時は、今ほどヨガは注目されていなかったので教室は数えるほどしかなく、まだインターネットも普及していなかったので、電話帳で家の近所の教室を探したことを覚えています。

でもその後は、日々、病院での診察に追われることになり、呼吸法を考えることもなく生活していました。

本文中で解説したとおり、私たち人間は、1分間で15回、1日2万回、一生で6億回も呼吸するのですから、1回1回の呼吸をよくすると、体調もよくなります。呼吸は、心臓の鼓動などとは違って、自分で意識して変えることができます。自分でよりよく変えることができるものです。

もちろんそれはよくわかっているのですが、呼吸は普段、無意識にしているということもあって、つい忘れがちになってしまうんですよね。

そんなとき、テレビの医療番組に出演するようになり、私が思っていたよりも呼吸法が注目されているということに気づきました。さまざまな呼吸法も紹介されていることを知り、呼吸法の重要性を再認識することになったのです。

それからは、自分の肺や呼吸も意識するようになりました。

私は以前から、水泳やジョギングなどの運動をしていたのですが、年齢とともに代謝が低下し、体重が増加すると戻らなくなっていました。そこで、深い呼吸や、肺機能のアップに効果が期待できることを、毎日の生活に取り入れるようにしてみました。

すると、約1年で体重は4kg減りました。その後、ＢＭＩ22を維持できています（Ｂ

MIは肥満度を示す体格指数で、日本肥満学会ではBMI22が標準とされています)。仕事の忙しさに変化はないのですが、疲れもとれやすくなったように感じます。
もともと空気をきれいにすることには敏感だった私ですが、呼吸も意識してみることでその重要性を改めて実感することになったというわけです。

そこで、この本では、呼吸の重要性と、誠に恐縮なのですが、自分の体験談も紹介させていただきました。疲れやすい方、痩せにくい方、ストレスのたまっている方、仕事の忙しい方、免疫の低下した方に、少しでも役立つと考えられる情報を詰め込んだつもりです。

刊行にあたっては、二見書房の小川郁也氏、フリー編集者の小高希久恵氏をはじめ、クリニックの関係者からも多くの力を貸していただきました。この場を借りて深謝申し上げます。

この本が、健康を意識するみなさまのお手伝いになれば幸いです。

2017年12月

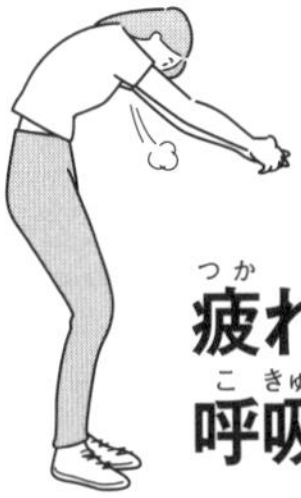

疲《つか》れやすい、痩《や》せにくいは呼吸《こきゅう》が原因《げんいん》だった

著　者　大谷義夫《おおたによしお》

発行所　株式会社　二見書房
〒101-8405
東京都千代田区神田三崎町2-18-11堀内三崎町ビル
電話　03（3515）2311［営業］
　　　03（3515）2313［編集］
振替　00170-4-2639

印刷所　株式会社　堀内印刷所
製本所　株式会社　村上製本所

編集協力　小高希久恵《こだかきくえ》

イラスト　スタジオパペル

ブックデザイン　河石真由美《かわいしまゆみ》（有限会社CHIP）
DTP組版・図版　有限会社CHIP

落丁・乱丁本は送料小社負担にてお取替えします。
定価はカバーに表示してあります。

ISBN978-4-576-17180-7
http://www.futami.co.jp

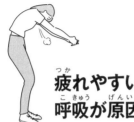